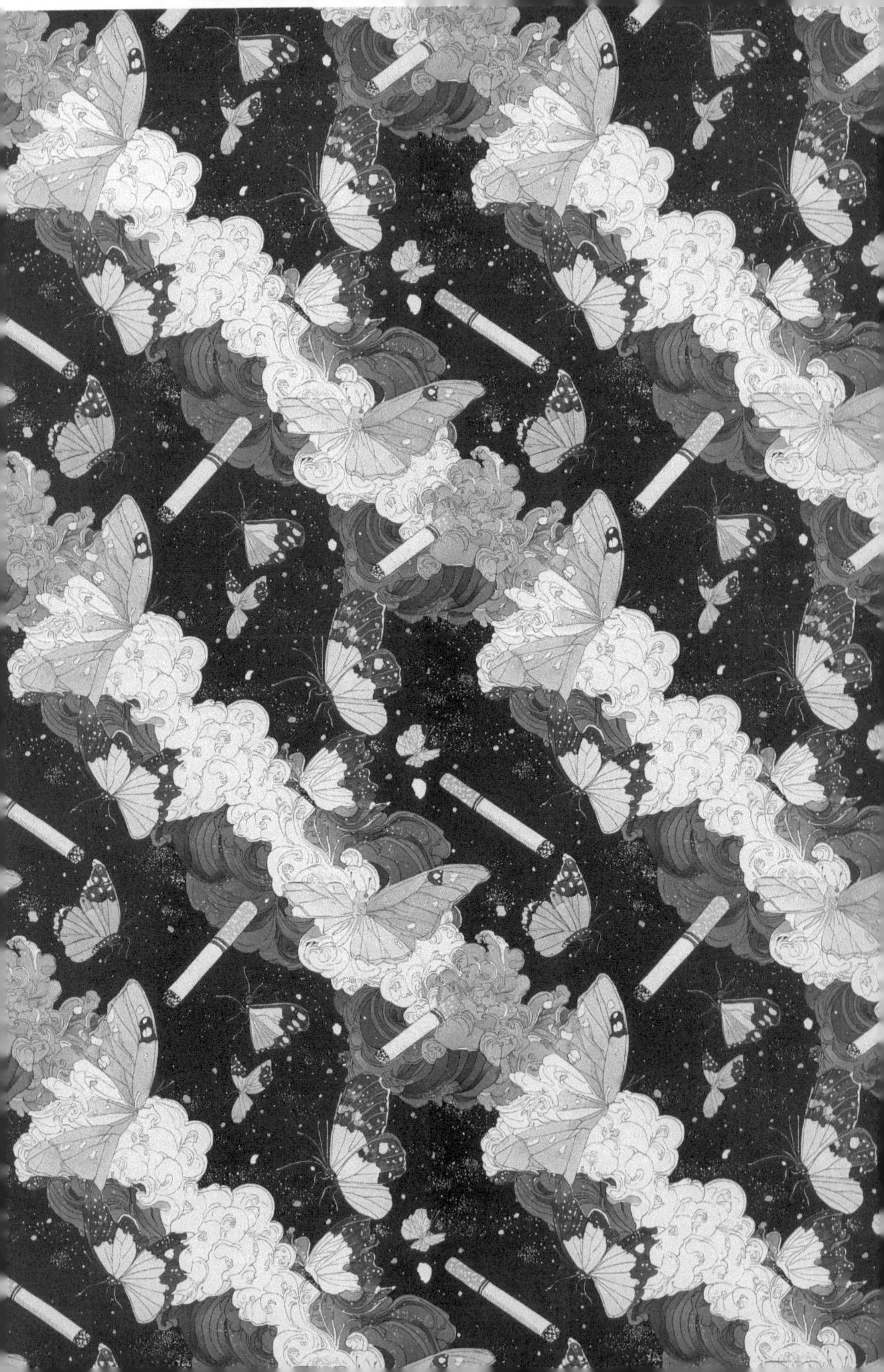

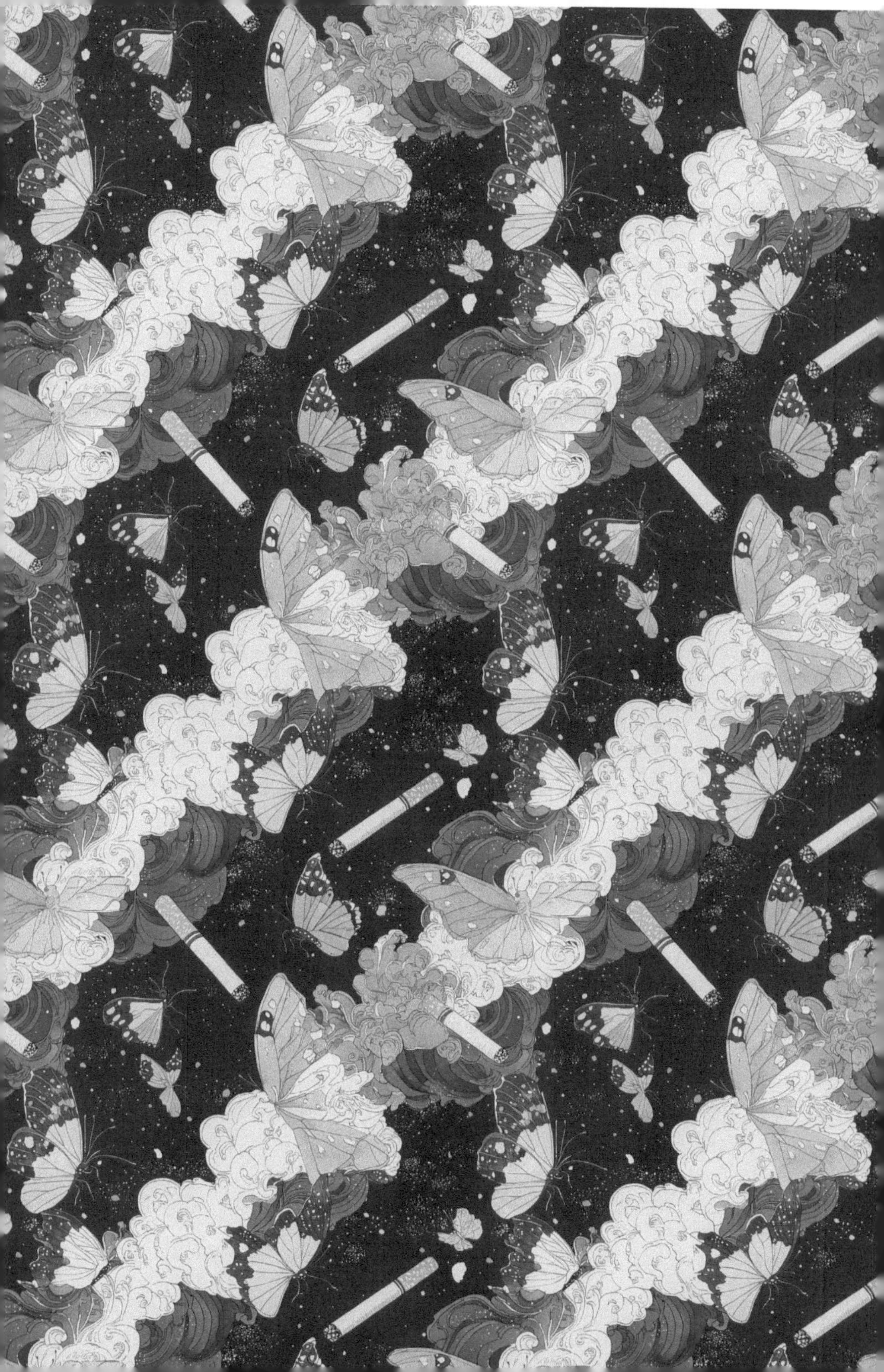

Impressum

Saage Media GmbH
c/o SpinLab – The HHL Accelerator
Spinnereistraße 7
04179 Leipzig, Germany
E-Mail: contact@SaageMedia.com
Web: www.SaageMedia.com
Commercial Register: Local Court Leipzig, HRB 42755 (Handelsregister: Amtsgericht Leipzig, HRB 42755)
Managing Director: Rico Saage (Geschäftsführer)
VAT ID Number: DE369527893 (USt-IdNr.)

Publisher: Saage Media GmbH
Veröffentlichung: 02.2025
Umschlagsgestaltung: Saage Media GmbH
ISBN-Softcover (de): 978-3-384-51470-7
ISBN-Ebook (de): 978-3-384-51471-4

Rechtliches / Hinweise

Die in diesem Buch aufgeführten externen Links und Quellenverweise wurden zum Zeitpunkt der Buchveröffentlichung geprüft. Auf die aktuellen und zukünftigen Gestaltungen und Inhalte der verlinkten Seiten hat der Autor keinen Einfluss. Für illegale, fehlerhafte oder unvollständige Inhalte sowie für Schäden, die durch die Nutzung oder Nichtnutzung der Informationen entstehen, haftet allein der Anbieter der verlinkten Website, nicht derjenige, der über Links auf die jeweilige Veröffentlichung verweist. Alle verwendeten externen Quellen sind im Literaturverzeichnis aufgeführt. Trotz sorgfältiger inhaltlicher Kontrolle übernehmen wir keine Haftung für die Inhalte externer Quellen. Für den Inhalt der zitierten Quellen sind ausschließlich deren Betreiber verantwortlich. Bilder und Quellen Dritter sind als solche gekennzeichnet. Die Vervielfältigung, Bearbeitung, Verbreitung und jede Art der Verwertung außerhalb der Grenzen des Urheberrechtes bedürfen der schriftlichen Zustimmung des jeweiligen Autors bzw. Erstellers.
Die Daten in den Diagrammen, die nicht explizit mit einer Quelle gekennzeichnet sind, basieren nicht auf Studien, sondern sind unverbindliche Annahmen zur besseren Visualisierung.
Dieses Buch wurde unter Verwendung von Künstlicher Intelligenz (KI) und anderen Tools erstellt. Unter anderem wurden Tools für die Recherche, das Schreiben/Lektorieren und die Generierung der dekorativen Illustrationen eingesetzt. Trotz Kontrolle können Fehler nicht vollständig ausgeschlossen werden. Wir möchten betonen, dass der Einsatz von KI als unterstützendes Werkzeug dient, um unseren Lesern ein qualitativ hochwertiges und inspirierendes Leseerlebnis zu bieten.

Die in diesem Buch enthaltenen Quellenverweise und Zitate wurden sorgfältig recherchiert und sinngemäß wiedergegeben. Die Interpretation und Darstellung der zitierten Inhalte spiegelt die Auffassung des Autors wider und muss nicht zwangsläufig mit der Intention oder Meinung der ursprünglichen Autoren übereinstimmen. Bei sinngemäßen Zitaten wurden die Kernaussagen der Originalquellen nach bestem Wissen und Gewissen in den Kontext dieses Werkes eingebettet, können jedoch durch die Übertragung und Vereinfachung von den ursprünglichen Formulierungen und Bedeutungsnuancen abweichen. Alle verwendeten Quellen sind im Literaturverzeichnis vollständig aufgeführt und können dort im Original nachgelesen werden. Die Verantwortung für die Interpretation und kontextuelle Einbettung der zitierten Inhalte liegt beim Autor dieses Buches. Bei wissenschaftlichen Fragestellungen und Detailinformationen wird empfohlen, die Originalquellen zu konsultieren. Der Autor hat sich bemüht, komplexe wissenschaftliche Sachverhalte allgemeinverständlich darzustellen. Dabei können Vereinfachungen und Verallgemeinerungen nicht ausgeschlossen werden. Für die fachliche Richtigkeit und Vollständigkeit der vereinfachten Darstellungen kann keine Gewähr übernommen werden. Die sinngemäße Wiedergabe von Zitaten und wissenschaftlichen Erkenntnissen erfolgt gewissenhaft unter Beachtung des Zitatrechts gemäß § 51 UrhG sowie aller relevanten urheberrechtlichen Bestimmungen anderer Länder. Bei der Vereinfachung, Übertragung und gegebenenfalls Übersetzung wissenschaftlicher Inhalte in eine allgemeinverständliche Sprache können Bedeutungsnuancen und fachliche Details verloren gehen. Der Autor erhebt keinen Anspruch auf die Rechte der zitierten Werke und respektiert sämtliche Urheberrechte der Originalautoren. Sollte eine unerlaubte Nutzung festgestellt werden, bittet der Autor um Mitteilung, um entsprechende Maßnahmen zu ergreifen. Für akademische Zwecke und bei der Verwendung als wissenschaftliche Referenz wird ausdrücklich empfohlen, auf die Originalquellen zurückzugreifen. Die vereinfachte Darstellung dient ausschließlich der populärwissenschaftlichen Information.

Die in diesem Buch enthaltenen Informationen zur Rauchentwöhnung und Tabakentwöhnung wurden sorgfältig recherchiert und nach bestem Wissen und Gewissen zusammengestellt. Dennoch kann keine Garantie für die Richtigkeit und Vollständigkeit der dargestellten Methoden und Strategien übernommen werden. Die vorgestellten Entwöhnungsmethoden und Ratschläge sind als unterstützende Maßnahmen zu verstehen und ersetzen nicht die individuelle Beratung durch medizinisches Fachpersonal. Vor Beginn einer Rauchentwöhnung wird dringend empfohlen, einen Arzt oder Suchtberater zu konsultieren, insbesondere bei bestehenden Vorerkrankungen oder der Einnahme von Medikamenten. Für gesundheitliche Schäden oder Folgeschäden, die aus der Anwendung der beschriebenen Methoden resultieren, wird keine Haftung übernommen. Die Nutzung der Informationen und die Umsetzung der Ratschläge erfolgen auf eigene Verantwortung. Alle erwähnten Markennamen, Produktbezeichnungen und Handelsnamen sind Eigentum ihrer jeweiligen Rechteinhaber. Die Nennung von Produkten und Marken dient ausschließlich der Information. Die wissenschaftlichen Erkenntnisse und Studienergebnisse entsprechen dem Stand zum Zeitpunkt der Drucklegung. Neue Forschungsergebnisse und Entwicklungen im Bereich der Rauchentwöhnung können zu abweichenden Empfehlungen führen. Die verwendeten Quellen und weiterführende Literatur sind im Anhang aufgeführt. Alle Inhalte, insbesondere die speziell entwickelten Strategien und Programme zur Rauchentwöhnung, sind urheberrechtlich geschützt.

Bendis Saage

Rauchentwöhnung und Tabakentwöhnung: Der sichere Weg zum Rauchfrei werden

Mit bewährten Methoden endlich rauchfrei - Wie Sie mit dem Rauchen aufhören und als Nichtraucher ein neues Leben beginnen, inklusive spezieller Strategien für Frauen

105 Quellen
41 Diagramme
21 Bilder
7 Illustrationen

Liebe Leserinnen, liebe Leser,

von Herzen danken wir Ihnen, dass Sie sich für dieses Buch entschieden haben. Mit Ihrer Wahl haben Sie uns nicht nur Ihr Vertrauen geschenkt, sondern auch einen Teil Ihrer wertvollen Zeit. Das wissen wir sehr zu schätzen.

Rauchen aufzugeben gehört zu den wichtigsten gesundheitlichen Entscheidungen - und oft zu den schwierigsten. Dieses Fachbuch bietet einen wissenschaftlich fundierten und praxiserprobten Weg in ein rauchfreies Leben. Es verbindet aktuelle Erkenntnisse der Suchtforschung mit bewährten Entwöhnungsmethoden und berücksichtigt dabei besonders die unterschiedlichen Bedürfnisse von Frauen und Männern. Leser profitieren von einem strukturierten Ansatz, der sowohl die biologischen Mechanismen der Nikotinabhängigkeit als auch die psychologischen Aspekte der Tabakentwöhnung behandelt. Konkrete Strategien zum Umgang mit Stress, Gewichtskontrolle und sozialen Herausforderungen machen den Weg zum Nichtraucher nachvollziehbar und umsetzbar. Das Buch begleitet durch alle Phasen der Rauchentwöhnung - von der Vorbereitung über den Rauchstopp bis zur langfristigen Stabilisierung der Rauchfreiheit. Machen Sie den ersten Schritt zu einem gesünderen Leben - mit einem bewährten Begleiter an Ihrer Seite.

Dieser Ratgeber bietet Ihnen verständlich aufbereitete und praxisnahe Informationen zu einem komplexen Thema. Dank selbst entwickelter digitaler Tools, die auch neuronale Netze nutzen, konnten wir umfangreiche Recherchen durchführen. Die Inhalte wurden optimal strukturiert und bis zur finalen Fassung ausgestaltet, um Ihnen einen fundierten und leicht zugänglichen Überblick zu ermöglichen. Das Ergebnis: Sie erhalten einen umfassenden Einblick und profitieren von klaren Erklärungen und anschaulichen Beispielen. Auch die visuelle Gestaltung wurde durch diese fortschrittliche Methode optimiert, damit Sie die Informationen schnell erfassen und nutzen können.

Wir bemühen uns um höchste Genauigkeit, sind aber für jeden Hinweis auf mögliche Fehler dankbar. Besuchen Sie unsere Website, um die aktuellsten Korrekturen und Ergänzungen zu diesem Buch zu finden. Diese werden auch in zukünftigen Auflagen berücksichtigt.

Wir hoffen, Sie haben viel Freude beim Lesen und entdecken Neues! Sollten Sie Anregungen, Kritik oder Fragen haben, freuen wir uns über Ihre Rückmeldung. Nur durch den aktiven Austausch mit Ihnen, den Lesern, können zukünftige Auflagen und Werke noch besser werden. Bleiben Sie neugierig!

Bendis Saage

Saage Media GmbH - Team

- www.SaageBooks.com/de
- support@saagemedia.com
- Spinnereistraße 7 - c/o SpinLab – The HHL Accelerator, 04179 Leipzig, Germany

Schnell zum Wissen

Für ein optimales Leseerlebnis möchten wir Sie mit den wichtigsten Merkmalen dieses Buches vertraut machen:

- **Modularer Aufbau:** Jedes Kapitel ist in sich abgeschlossen und kann unabhängig von den anderen gelesen werden.
- **Fundierte Recherche:** Alle Kapitel basieren auf gründlicher Recherche und sind mit wissenschaftlichen Quellenangaben belegt. Die in den Diagrammen dargestellten Daten dienen der besseren Visualisierung und beruhen auf Annahmen, nicht auf den in den Quellen angegebenen Daten. Eine umfassende Liste der Quellen und Bildnachweise befindet sich im Anhang.
- **Verständliche Terminologie:** Unterstrichene Fachbegriffe werden im Glossar erläutert.
- **Kapitelzusammenfassungen:** Am Ende jedes Kapitels finden Sie prägnante Zusammenfassungen, die Ihnen einen Überblick über die wichtigsten Punkte geben.
- **Konkrete Handlungsempfehlungen:** Jedes Subkapitel schließt mit einer Liste konkreter Ratschläge ab, die Ihnen helfen sollen, das Gelernte in die Praxis umzusetzen.

Zusätzliche Bonus-Materialien auf unserer Website

Auf unserer Website planen wir Ihnen folgende exklusive Materialien zur Verfügung zu stellen:

- Bonusinhalte und zusätzliche Kapitel
- Eine kompakte Gesamtzusammenfassung
- Eine Hörspiel Version. (In Planung)

Die Website befindet sich derzeit noch im Aufbau.

www.SaageBooks.com/de/rauchentwoehnung-bonus-M2ZQR9

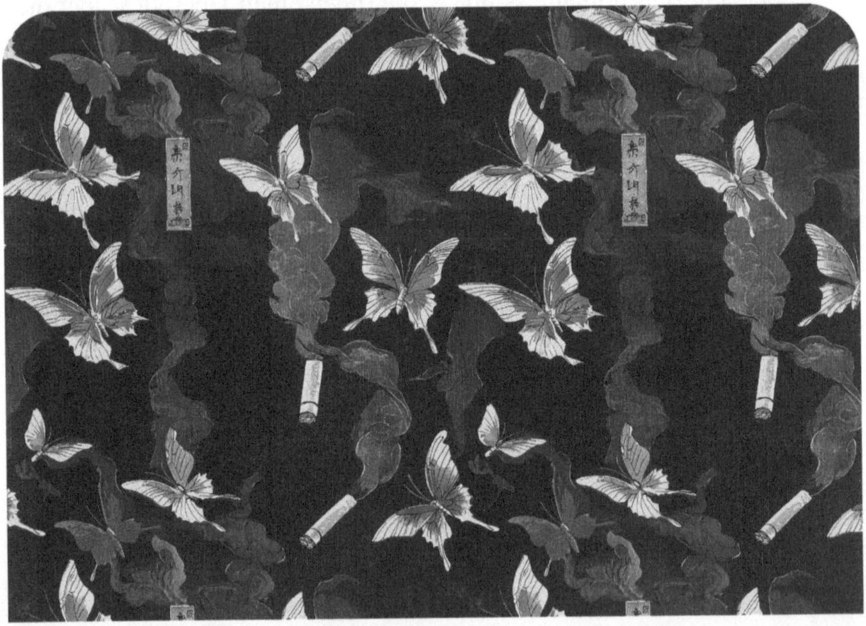

Inhaltsverzeichnis

- 1. Grundlagen der Tabakentwöhnung
  - 1. 1 Biologische Mechanismen
    - Körperliche Abhängigkeit verstehen
    - Nikotinwirkung im Gehirn
    - Stoffwechselprozesse beim Rauchen
  - 1. 2 Psychologische Aspekte
    - Gewohnheitsmuster erkennen
    - Emotionale Bindungen lösen
    - Verhaltensautomatismen durchbrechen
  - 1. 3 Gesundheitliche Vorteile
    - Regenerationsphasen des Körpers
    - Verbesserung der Organfunktionen
    - Steigerung der Lebensqualität

- 2. Methoden der Rauchentwöhnung
  - 2. 1 Medikamentöse Behandlung
    - Nikotinersatztherapie
    - Verschreibungspflichtige Präparate
    - Pflanzliche Alternativen
  - 2. 2 Therapeutische Ansätze
    - Verhaltenstherapeutische Maßnahmen
    - Neurotherapeutische Verfahren
    - Hypnosetherapie
  - 2. 3 Naturheilkundliche Verfahren
    - Akupunktur zur Entwöhnung
    - Entspannungstechniken

- 3. Rauchfrei im Alltag
  - 3. 1 Bewältigungsstrategien
    - Stressmanagement ohne Zigaretten
    - Ersatzhandlungen entwickeln
    - Risikosituationen meistern
  - 3. 2 Soziales Umfeld
    - Unterstützung durch Familie
    - Rauchfreie Zonen schaffen
    - Gruppendynamik nutzen
  - 3. 3 Lebensstilanpassung
    - Ernährungsumstellung
    - Bewegungsroutinen etablieren

- 4. Geschlechterspezifische Aspekte
    - 4. 1 Besonderheiten bei Frauen
        - Hormonelle Einflüsse
        - Gewichtskontrolle
    - 4. 2 Besonderheiten bei Männern
        - Leistungsdruck bewältigen
        - Soziale Erwartungen
        - Körperliche Veränderungen
    - 4. 3 Gemeinsame Herausforderungen
        - Partnerschaftliche Dynamiken
        - Berufliche Integration
        - Langfristige Motivation

- 5. Nachhaltige Tabakfreiheit
  - 5. 1 Rückfallprophylaxe
    - Warnsignale erkennen
    - Notfallstrategien entwickeln
    - Selbstvertrauen stärken
  - 5. 2 Langfristige Stabilisierung
    - Neue Identität entwickeln
    - Gesundheitsbewusstsein fördern
    - Erfolge würdigen
  - 5. 3 Lebensperspektiven
    - Persönlichkeitsentwicklung
    - Soziale Neuorientierung
    - Gesundheitliche Zielsetzung
- Quellen
- Bild-Quellen

1. Grundlagen der Tabakentwöhnung

Warum fällt es so vielen Menschen schwer, mit dem Rauchen aufzuhören - selbst wenn sie es sich fest vorgenommen haben? Der Weg zur Rauchfreiheit führt über das Verständnis der körperlichen und mentalen Prozesse, die bei der Tabakabhängigkeit eine Rolle spielen. Erfolgreiche Entwöhnung basiert auf wissenschaftlich fundierten Methoden, die sowohl die biologischen als auch die verhaltensbezogenen Aspekte berücksichtigen. Die positiven Auswirkungen auf Gesundheit und Lebensqualität sind dabei von Beginn an spürbar. In diesem Kapitel erfahren Sie, welche Mechanismen Ihre Abhängigkeit steuern und wie Sie diese zu Ihrem Vorteil nutzen können.

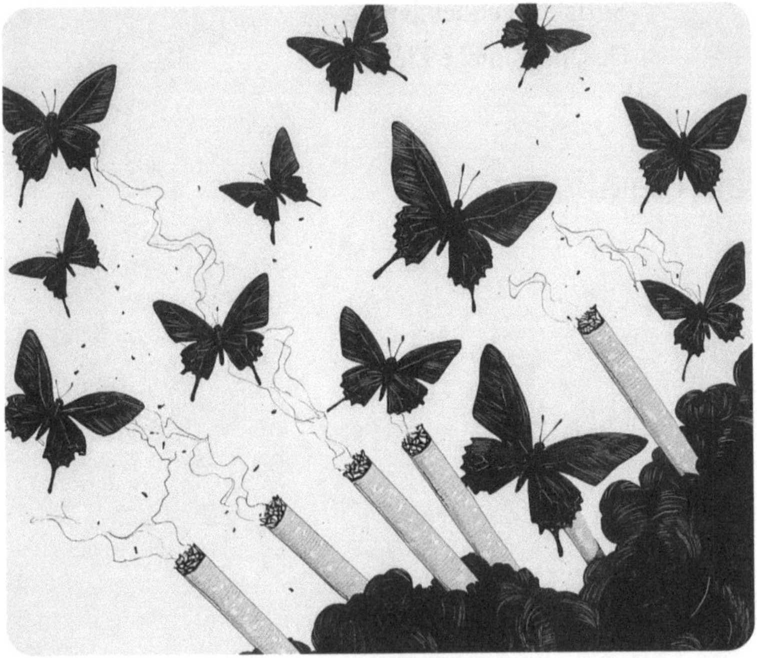

1. 1 Biologische Mechanismen

Nikotinabhängigkeit entsteht durch komplexe Wechselwirkungen zwischen Nikotin und dem Nervensystem. Die Bindung von Nikotin an Rezeptoren im Gehirn beeinflusst die Ausschüttung von Neurotransmittern wie Dopamin, was zu angenehmen Empfindungen und dem Verlangen nach wiederholtem Konsum führt. Gleichzeitig kommt es zu neuroadaptiven Veränderungen, die Entzugserscheinungen bei Rauchstopp verursachen. Diese Veränderungen betreffen unter anderem die Anzahl und Empfindlichkeit der Rezeptoren sowie den Stoffwechsel und die Appetitregulierung. Genetische Faktoren spielen ebenfalls eine Rolle bei der Nikotinwirkung und dem individuellen Abhängigkeitsrisiko. Verstehen Sie die biologischen Grundlagen der Nikotinabhängigkeit und ebnen Sie sich den Weg in eine rauchfreie Zukunft.

Die Sucht nach Nikotin ist ein komplexes biologisches Phänomen, das durch die Wechselwirkung von Nikotin mit dem Nervensystem, insbesondere dem Dopamin-Belohnungssystem, entsteht und durch genetische Faktoren moduliert wird. Es ist keine Charakterschwäche.

Körperliche Abhängigkeit verstehen

Körperliche Abhängigkeit von Tabak entsteht durch komplexe biologische Mechanismen, die im Wesentlichen auf der Wechselwirkung von Nikotin mit dem Nervensystem beruhen. Nikotin bindet an nikotinische Acetylcholinrezeptoren (nAChRs), insbesondere die $\alpha4\beta2^*$ Untereinheit, die im Gehirn weit verbreitet ist [s1]. Diese Bindung löst die Ausschüttung verschiedener Neurotransmitter aus, vor allem Dopamin. Dopamin aktiviert das Belohnungssystem im Gehirn, was zu den angenehmen Empfindungen führt, die Raucher erfahren und die zum wiederholten Konsum motivieren [s2]. Chronischer Nikotinkonsum führt zu neuroadaptiven Veränderungen. Die Anzahl der nAChRs nimmt zu, um den ständigen Nikotinzufluss zu kompensieren [s3]. Gleichzeitig kommt es aber auch zu einer Desensibilisierung der Rezeptoren, wodurch die Reaktion auf Nikotin abgeschwächt wird und Raucher mehr Tabak benötigen, um den gleichen Effekt zu erzielen [s4]. Diese Desensibilisierung, gepaart mit der erhöhten Rezeptoranzahl, erzeugt einen Zustand, in dem das Gehirn an eine ständige Nikotinzufuhr gewöhnt ist. Wird die Nikotinzufuhr unterbrochen, kommt es zu Entzugssymptomen. Diese entstehen unter anderem durch eine Überaktivierung des CRF-CRF1-Rezeptorsystems, das mit Stressreaktionen verbunden ist [s2]. Die Entzugssymptome – etwa Reizbarkeit, Angstzustände, verstärkter Appetit oder depressive Verstimmungen – verstärken das Verlangen nach Nikotin und erhöhen das Rückfallrisiko [s4]. Das Verständnis dieser Mechanismen kann Rauchern helfen, die körperliche Abhängigkeit als ein biologisches Phänomen zu begreifen und nicht als persönliches Versagen. Die Erkenntnis, dass genetische Faktoren die Empfindlichkeit gegenüber Nikotin und die Metabolisierungsrate beeinflussen, kann die Motivation zur Entwöhnung zusätzlich fördern [s1]. So können genetische Variationen im CYP2A6-Gen, das die Nikotin-Metabolisierung steuert, das Abhängigkeitsrisiko beeinflussen [s4]. Die körperliche Abhängigkeit teilt neurobiologische Gemeinsamkeiten mit anderen Abhängigkeiten, etwa der Abhängigkeit von hochkalorischen Nahrungsmitteln [s5]. In beiden Fällen spielt das dopaminerge Belohnungssystem eine zentrale Rolle und die Verfügbarkeit von D2-Rezeptoren korreliert mit der Schwere der Abhängigkeit. Auch hier kann ein chronischer Konsum zu einer Abnahme der D2-Rezeptoren führen und einen Kreislauf von Überkonsum und Entzugssymptomen in Gang setzen [s5]. Diese Parallelen unterstreichen die Komplexität der Abhängigkeit und die Bedeutung einer umfassenden Betrachtung, die sowohl biologische als auch Verhaltensfaktoren berücksichtigt [s6]. Die Rolle des Mikrobioms in der Belohnungsregulation und Abhängigkeitsentwicklung ist ein vielversprechendes Forschungsgebiet, das zukünftig neue Therapieansätze ermöglichen könnte [s5].

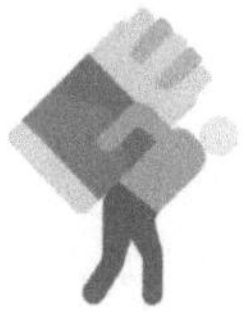

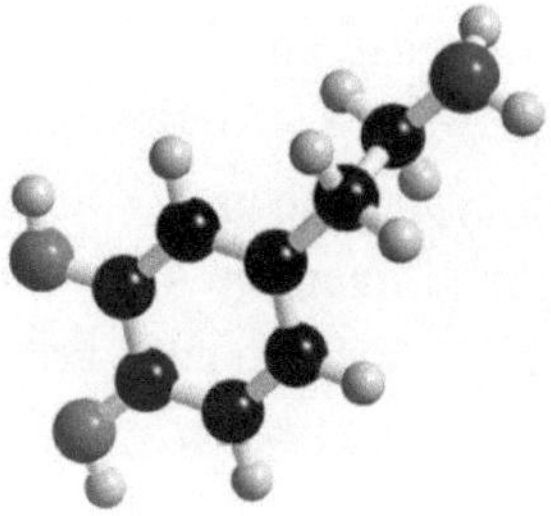

Dopamin [i1]

Gut zu wissen

Desensibilisierung

Desensibilisierung beschreibt die verringerte Empfindlichkeit von Rezeptoren im Gehirn gegenüber Nikotin. Dies führt dazu, dass Raucher im Laufe der Zeit immer mehr Nikotin benötigen, um den gleichen Effekt zu erzielen.

Mikrobiom

Das Mikrobiom, die Gesamtheit der Mikroorganismen im Darm, kann die Belohnungsregulation und Abhängigkeitsentwicklung beeinflussen. Die Forschung untersucht, wie das Mikrobiom die Reaktion auf Nikotin und Entzugssymptome moduliert.

Neuroadaptive Veränderungen

Neuroadaptive Veränderungen sind Anpassungen im Gehirn, die als Reaktion auf chronischen Nikotinkonsum auftreten. Diese Veränderungen können die Anzahl und Empfindlichkeit von Rezeptoren beeinflussen und zur Entwicklung von Toleranz und Abhängigkeit führen.

Neurotransmitter

Neurotransmitter sind chemische Botenstoffe im Gehirn, die Signale zwischen Nervenzellen übertragen. Nikotin beeinflusst die Freisetzung verschiedener Neurotransmitter, darunter Dopamin, was zu den suchterzeugenden Effekten von Rauchen beiträgt.

Nikotinabhängigkeit und Entzugssymptome

Korrelation zwischen Nikotinaufnahme und Schweregrad der Entzugssymptome.

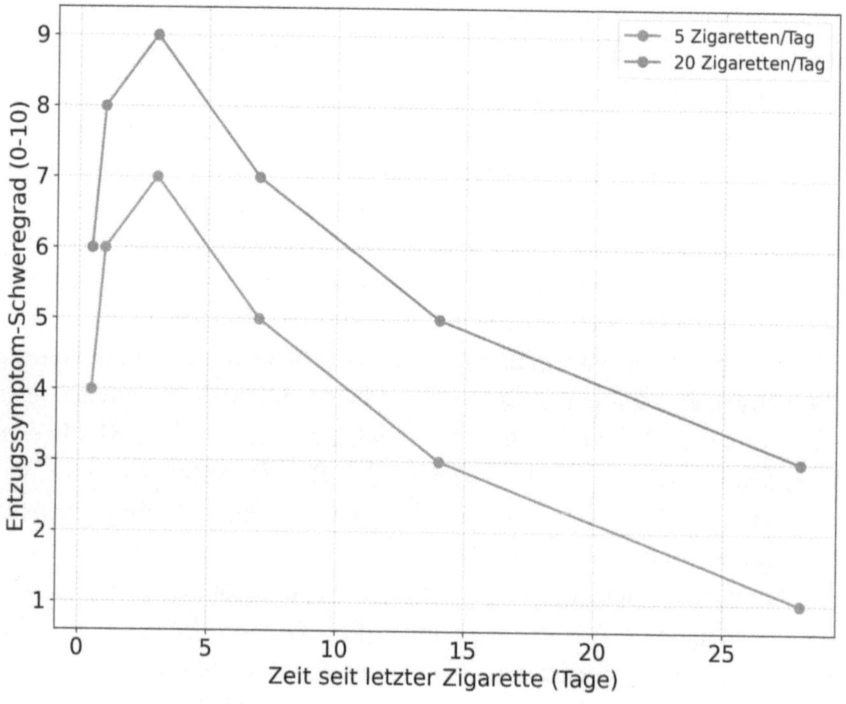

Diese Grafik veranschaulicht das typische Muster des Nikotinentzugs. Die Symptomschwere erreicht innerhalb der ersten Tage nach dem Aufhören ihren Höhepunkt und nimmt dann über mehrere Wochen allmählich ab. Je höher die Nikotinaufnahme (dargestellt durch Zigaretten pro Tag), desto intensiver sind die Entzugssymptome. Dies unterstreicht die Bedeutung einer maßgeschneiderten Unterstützung während der Aufhörversuche, insbesondere bei starken Rauchern.

Nikotinwirkung im Gehirn

Nikotin beeinflusst die Hirnfunktion auf vielfache Weise. Neben der bereits erwähnten Bindung an nikotinische Acetylcholinrezeptoren und der damit verbundenen Dopaminausschüttung, greift Nikotin auch direkt in den Stoffwechsel anderer neurotransmitter ein. Es hemmt die Aktivität der Monoaminoxidase, einem Enzym, das für den Abbau von Neurotransmittern wie Noradrenalin, Serotonin und Dopamin zuständig ist [s7]. Diese Hemmung führt zu einem Anstieg der Konzentration dieser Botenstoffe im synaptischen Spalt, was die Signalübertragung verstärkt und die Stimmung, den Antrieb und die Aufmerksamkeit beeinflusst. So kann die anregende Wirkung von Nikotin, die viele Raucher berichten, zum Teil auf diesen Mechanismus zurückgeführt werden. Ein weiterer Aspekt der Nikotinwirkung betrifft die α5-haltigen nikotinischen Acetylcholinrezeptoren. Während die α4β2-nAChRs die belohnenden Effekte von Nikotin vermitteln, scheinen die α5-haltigen Rezeptoren diese zu begrenzen, indem sie möglicherweise die aversiven Effekte hoher Nikotindosen vermitteln [s8]. Dieses komplexe Zusammenspiel verschiedener Rezeptorsubtypen trägt zur Regulation der Nikotinwirkung bei und erklärt, warum manche Menschen empfindlicher auf Nikotin reagieren als andere. Die Rolle von Glutamat, einem weiteren wichtigen Neurotransmitter, ist ebenfalls von Bedeutung. Nikotin steigert die Glutamatfreisetzung, was wiederum die dopaminergen Neuronen stimuliert und zum Belohnungseffekt beiträgt [s8]. Im Entzug sinkt die Glutamatübertragung, was zu einem hypoglutamatergischen Zustand führt und Entzugssymptome wie depressive Verstimmungen oder Konzentrationsschwierigkeiten verstärken kann [s8]. Das Verständnis dieser vielschichtigen neuronalen Prozesse kann Rauchern helfen, die neurobiologischen Grundlagen ihrer Abhängigkeit besser zu verstehen und die Motivation für eine Entwöhnung zu stärken. Z.B. kann die Erkenntnis, dass Nikotin nicht nur das Belohnungssystem aktiviert, sondern auch in den Stoffwechsel anderer Neurotransmitter eingreift und die Glutamathomöostase stört, die Notwendigkeit einer vollständigen Nikotinabstinenz verdeutlichen.

Nikotins Auswirkung auf das Gehirn

Aktivierungsintensität von Gehirnarealen durch Nikotineinfluss in Bezug auf Belohnung, Stimmung und Kognition.

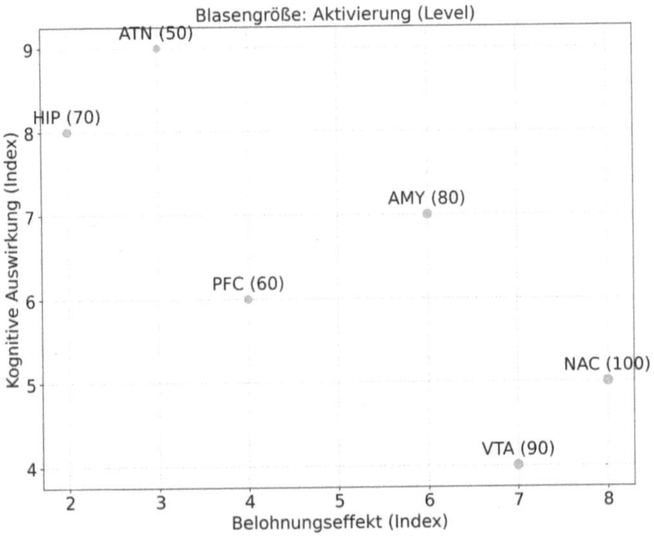

Blasengröße: Aktivierung (Level)

AMY: Amygdala (Stimmung)

HIP: Hippocampus (Gedächtnis)

PFC: Präfrontaler Cortex (Entscheidungsfindung)

ATN: Aufmerksamkeitsnetzwerke (Fokus)

NAC: Nucleus Accumbens (Belohnung)

VTA: Ventrales Tegmentales Areal (Dopamin)

Das Blasendiagramm visualisiert die Auswirkung von Nikotin auf verschiedene Gehirnregionen. Größere Blasen zeigen einen stärkeren Einfluss von Nikotin auf diesen spezifischen Bereich. Der Belohnungsweg, der den Nucleus accumbens einschließt, zeigt eine ausgeprägte Aktivierung, was die süchtig machende Natur von Nikotin erklärt. Stimmungsregulierende Bereiche wie die Amygdala und der präfrontale Cortex sind ebenfalls signifikant betroffen, was Nikotins Einfluss auf emotionale Zustände verdeutlicht. Kognitive Bereiche wie der Hippocampus und Aufmerksamkeitsnetzwerke zeigen auch Aktivierung, was Nikotins Einfluss auf Gedächtnis und Konzentration widerspiegelt.

Stoffwechselprozesse beim Rauchen

Rauchen beeinflusst den Stoffwechsel in mehrfacher Hinsicht. Nikotin, der Wirkstoff im Tabak, verändert nicht nur die neuronale Aktivität im Gehirn, sondern greift auch direkt in den Energiestoffwechsel des Körpers ein. Nikotin erhöht den Energieverbrauch über 24 Stunden um etwa 10%, was bei gleichbleibender Kalorienzufuhr zu einer Gewichtsreduktion führen kann [s9]. Dieser Effekt erklärt zum Teil, warum manche Menschen nach Rauchstopp eine Gewichtszunahme beobachten. Wer mit dem Rauchen aufhört und gleichzeitig sein Gewicht kontrollieren möchte, sollte seine Ernährung anpassen und den Kalorienverbrauch durch Bewegung steigern. So kann einem zu starken Anstieg des Körpergewichts nach der Tabakentwöhnung entgegengewirkt werden. Neben dem gesteigerten Energieverbrauch beeinflusst Nikotin auch die Appetitregulierung. Es moduliert die Freisetzung verschiedener Hormone wie Noradrenalin, Dopamin und Serotonin, die im Gehirn unter anderem an der Steuerung des Appetits beteiligt sind [s9]. Durch die Beeinflussung dieser Hormone kann Nikotin den Appetit zügeln, was ebenfalls zu einem Gewichtsverlust beitragen kann. Die Wechselwirkungen zwischen Nikotin und dem dopaminergen System im Gehirn spielen eine entscheidende Rolle bei der Entstehung der Nikotinabhängigkeit [s10]. Nikotin bindet an nikotinische Acetylcholinrezeptoren, was die Dopaminausschüttung erhöht. Dieser Dopaminschub aktiviert das Belohnungssystem im Gehirn und verstärkt das Rauchverhalten. Gleichzeitig führt der wiederholte Nikotinkonsum zu einer Toleranzentwicklung, die durch eine desensibilisierung der Rezeptoren und eine Veränderung ihrer Anzahl im Gehirn hervorgerufen wird [s10]. Die Toleranzentwicklung bedingt, dass Raucher im Laufe der Zeit immer höhere Nikotinmengen benötigen, um den gleichen Effekt zu erzielen. Die genetische Veranlagung beeinflusst ebenfalls die Nikotinwirkung und das Abhängigkeitsrisiko. Varianten des CYP2A6-Gens bestimmen die

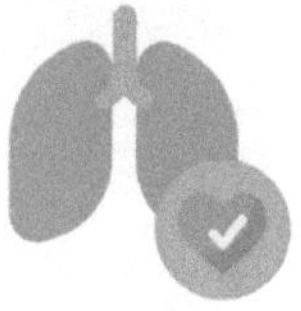

Geschwindigkeit des Nikotinabbaus im Körper [s11]. Langsame Metabolisierer bauen Nikotin langsamer ab, was zu einer längeren Wirkdauer und möglicherweise einem geringeren Rauchbedürfnis führt. Im Gegensatz dazu könnten schnelle Metabolisierer ein höheres Rauchbedürfnis entwickeln, da der Nikotinspiegel im Blut schneller sinkt.

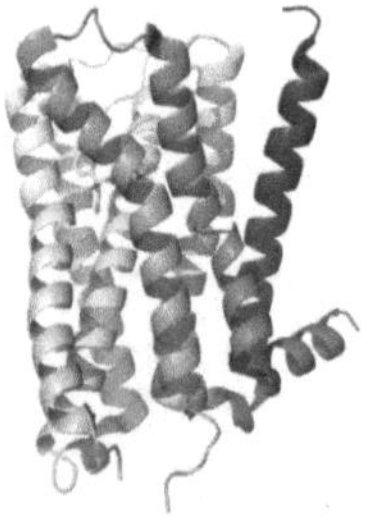

Acetylcholinrezeptor [i2]

Auswirkungen des Rauchens auf den Stoffwechsel

Einfluss des Rauchens auf Schlüsselstoffwechselprozesse.

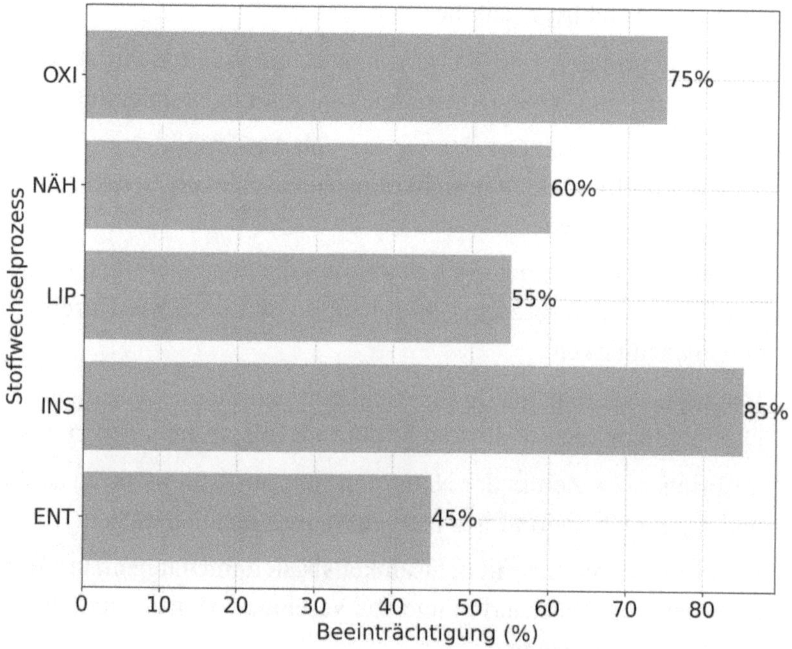

ENT: Entgiftung

INS: Insulinresistenz

LIP: Lipidstoffwechsel

NÄH: Nährstoffaufnahme

OXI: Oxidativer Stress

Das horizontale Balkendiagramm visualisiert die Beeinträchtigung verschiedener Stoffwechselprozesse durch Rauchen. Ein höherer Wert zeigt eine stärkere negative Beeinflussung an. Insbesondere die Insulinresistenz und der oxidative Stress sind stark betroffen, was die gesundheitlichen Risiken des Rauchens verdeutlicht. Die Beeinträchtigung der Nährstoffaufnahme unterstreicht die Notwendigkeit einer ausgewogenen Ernährung während der Rauchentwöhnung.

Konkrete Ratschläge

- Steuern Sie Ihre Dopaminausschüttung durch neue, gesunde Belohnungen wie Sport, Musik oder kreative Tätigkeiten.
- Lenken Sie Ihre Aufmerksamkeit auf die neuronalen Veränderungen: Visualisieren Sie, wie sich Ihre Rezeptoren regenerieren und die Balance im Gehirn wiederherstellt.
- Essen Sie proteinreiche Nahrungsmittel, um die Produktion von Neurotransmittern wie Dopamin und Serotonin zu unterstützen.
- Trinken Sie ausreichend Wasser, um den Abtransport von Stoffwechselprodukten des Nikotins zu beschleunigen und Ihr System zu reinigen.
- Atmen Sie bewusst tief ein und aus, um die Sauerstoffversorgung des Gehirns zu verbessern und Entzugssymptomen wie Unruhe entgegenzuwirken.
- Massieren Sie regelmäßig Ihre Schläfen und Ihren Nacken, um die Durchblutung des Gehirns zu fördern und Verspannungen zu lösen.
- Verbringen Sie Zeit in der Natur, um Ihre Stresshormone zu senken und die Regeneration Ihres Nervensystems zu unterstützen.
- Experimentieren Sie mit achtsamkeitsbasierten Übungen, um Ihre Wahrnehmung zu schärfen und das Verlangen nach Zigaretten frühzeitig zu erkennen.
- Suchen Sie sich eine Entspannungstechnik, die Ihnen hilft, mit den körperlichen Entzugserscheinungen umzugehen, zum Beispiel progressive Muskelentspannung.
- Konzentrieren Sie sich auf die positiven Veränderungen in Ihrem Körper: Spüren Sie, wie Ihre Geschmacks- und Geruchssinne sich verbessern.

1. 2 Psychologische Aspekte

Dieses Kapitel beleuchtet die psychologischen Aspekte der Tabakentwöhnung und zeigt, wie Gewohnheitsmuster, emotionale Bindungen und Verhaltensautomatismen die Rauchfreiheit erschweren. Sie lernen, die Zusammenhänge zwischen Ihren Gefühlen, Gedanken und Ihrem Rauchverhalten zu verstehen. Die Identifikation individueller Auslöser und deren bewusste Veränderung sind entscheidend für den Erfolg. Bereiten Sie sich darauf vor, Ihre persönlichen Rauchmuster zu entschlüsseln und die Kontrolle über Ihr Verhalten zurückzugewinnen.

Das Verstehen der psychischen und emotionalen Verbindungen zum Rauchen ist der Schlüssel zur erfolgreichen und dauerhaften Tabakentwöhnung.

Gewohnheitsmuster erkennen

Gewohnheitsmuster zu erkennen, ist der erste Schritt zu einer erfolgreichen Rauchentwöhnung. Rauchen ist selten eine isolierte Handlung, sondern eingebettet in alltägliche Routinen. Diese Muster sind oft mit bestimmten Reizen und Situationen verknüpft, die das Rauchverlangen auslösen. Soziale Situationen können unter anderem ein solcher Auslöser sein [s12]. Viele Raucher berichten, dass sie in Gesellschaft eher rauchen und sich dabei besser in die Gruppe integriert fühlen. Auch sensorische Reize wie der Geruch von Kaffee oder das Gefühl eines Feuerzeugs in der Hand können das Verlangen verstärken [s13]. Das Gehirn lernt, diese Reize mit der Belohnung durch Nikotin zu assoziieren, was zu automatisierten Verhaltensweisen führt. Die Erkenntnis, dass Rauchen oft durch positive und negative Verstärkungen aufrechterhalten wird, ist entscheidend [s14]. Während die positiven Effekte des Nikotins unmittelbar spürbar sind, werden die negativen gesundheitlichen Folgen oft als unsicher und zeitlich entfernt wahrgenommen. Die Identifikation dieser individuellen Auslöser ist daher essentiell, um Strategien zur Verhaltensänderung zu entwickeln [s15]. Eine Methode zur Erkennung der eigenen Rauchmuster ist die Selbstbeobachtung. Führen Sie über einen bestimmten Zeitraum ein Rauchtagebuch, in dem Sie jedes Mal notieren, wann, wo und warum Sie geraucht haben. Achten Sie dabei nicht nur auf äußere Umstände, sondern auch auf Ihre inneren Zustände: Welche Gefühle und Gedanken gingen dem Rauchverlangen voraus? Waren Sie gestresst, gelangweilt oder in Gesellschaft? Durch die Analyse dieses Tagebuchs können Sie Ihre persönlichen Risikosituationen identifizieren und die Funktion des Rauchens in Ihrem Leben besser verstehen [s16]. Diese Analyse ermöglicht es Ihnen gezielt, alternative Verhaltensweisen zu entwickeln und in den entsprechenden Situationen zu erproben. Wenn Sie beispielsweise feststellen, dass Sie nach dem Essen immer eine Zigarette rauchen, könnten Sie versuchen, diesen

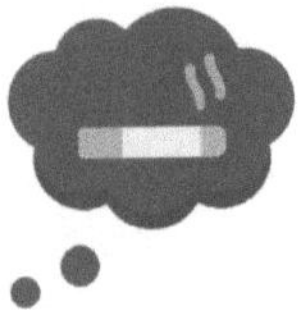

Drang durch einen Spaziergang oder ein anderes Ritual zu ersetzen. Durch das bewusste Wahrnehmen und Verändern der gewohnten Abläufe unterbrechen Sie die automatisierten Reaktionen und gewinnen Kontrolle über Ihr Rauchverhalten. Zusätzlich kann die Selbstüberwachung von Symptomen, die mit dem Rauchentzug einhergehen, helfen, den Zusammenhang zwischen körperlichen und psychischen Empfindungen besser zu verstehen [s16]. Wichtig ist zu erkennen, dass chronisches Rauchen neuroadaptive Veränderungen im Gehirn verursacht, die zu Entzugserscheinungen wie Angst oder Depression führen können [s17]. Das Verständnis dieser Zusammenhänge kann dazu beitragen, Missverständnisse über die Ursachen dieser Symptome aufzuklären und die Motivation zur Verhaltensänderung zu stärken.

Gut zu wissen

Alternative Verhaltensweisen

Im Zusammenhang mit der Rauchentwöhnung sind alternative Verhaltensweisen neue Gewohnheiten oder Aktivitäten, die anstelle des Rauchens eingesetzt werden, um mit dem Verlangen oder den Auslösern umzugehen. Beispiele hierfür sind Kaugummikauen, Sport treiben oder Entspannungstechniken.

Neuroadaptiv

Bezieht sich auf die Fähigkeit des Gehirns, sich als Reaktion auf Erfahrungen, einschließlich Drogenkonsum, strukturell und funktionell zu verändern. Diese Anpassungen können zu Sucht und Entzugssymptomen führen, wenn die Substanz nicht mehr verfügbar ist.

Selbstbeobachtung

Im Kontext der Rauchentwöhnung ist Selbstbeobachtung ein wichtiger Schritt, um die eigenen Rauchgewohnheiten, Auslöser und emotionalen Zustände zu erkennen, die mit dem Rauchen verbunden sind. Dies kann durch das Führen eines Rauchtagebuchs oder durch Achtsamkeitsübungen erreicht werden.

Häufige Rauchauslöser

Verteilung häufiger Rauchauslöser.

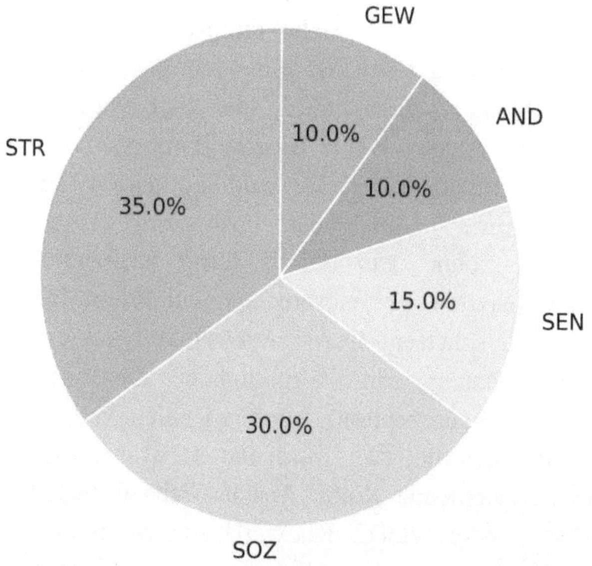

AND: Andere/Kombination

GEW: Gewohnheitsreize (z.B. nach Mahlzeiten)

SEN: Sensorische Reize (z.B. Geruch, Geschmack)

SOZ: Soziale Situationen

STR: Stress und negative Emotionen

Diese Grafik zeigt den erheblichen Einfluss emotionaler und sozialer Faktoren auf das Rauchverhalten. Stress und negative Emotionen stellen einen wesentlichen Teil der Auslöser dar, was auf die Notwendigkeit von Bewältigungsmechanismen und Stressmanagement-Techniken in Raucherentwöhnungsprogrammen hinweist. Soziale Situationen spielen ebenfalls eine wichtige Rolle und unterstreichen die Bedeutung sozialer Unterstützung und Strategien zur rauchfreien Bewältigung dieser Situationen. Während sensorische und gewohnheitsmäßige Reize vorhanden sind, scheint die Bewältigung der emotionalen und sozialen Aspekte entscheidend für einen erfolgreichen Ausstieg zu sein.

Emotionale Bindungen lösen

Rauchen ist oft tief in unseren emotionalen Haushalt integriert und dient als vermeintliche Bewältigungsstrategie für Stress, Langeweile oder soziale Interaktionen. Diese emotionalen Bindungen zu lösen, ist ein wichtiger Schritt, um langfristig rauchfrei zu bleiben. Achtsamkeit und Selbstregulation bieten hier einen wirksamen Ansatz [s18]. Anstatt Emotionen und Gedanken zu bewerten oder zu unterdrücken, geht es darum, diese neutral zu beobachten. Etwa kann die bewusste Wahrnehmung des Rauchverlangens, ohne dem Impuls sofort nachzugeben, helfen, die automatische Reaktion zu unterbrechen und Raum für eine bewusste Entscheidung zu schaffen. Durch Achtsamkeit kann man lernen, die eigenen emotionalen und körperlichen Zustände differenzierter wahrzunehmen (Interozeption) und so die Verbindung zwischen Emotion und Zigarette zu schwächen [s18]. Selbstmitgefühl spielt dabei eine entscheidende Rolle. Anstatt sich für das Rauchverlangen oder einen Rückfall zu verurteilen, fördert eine verständnisvolle und akzeptierende Haltung die Motivation, weiter am Ziel der Rauchfreiheit zu arbeiten [s18]. Männer zögern oft, sich Unterstützung bei Suchtproblemen zu holen, was unter anderem auf gesellschaftliche Stigmatisierung und Schamgefühle zurückzuführen ist [s19]. Die Erkenntnis, dass diese Gefühle weit verbreitet sind, kann helfen, die Hemmschwelle zu überwinden und professionelle Hilfe oder den Austausch mit Selbsthilfegruppen in Anspruch zu nehmen [s19]. Die Überwindung der Scham ermöglicht es, von den Erfahrungen anderer zu profitieren und die eigene emotionale Widerstandsfähigkeit zu stärken.

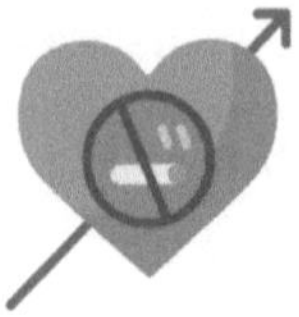

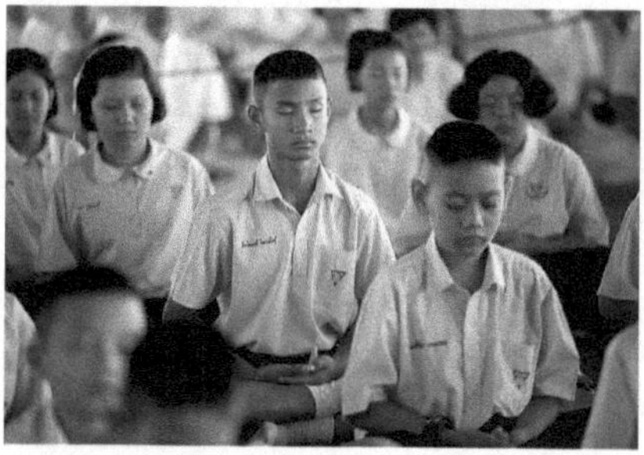

Achtsamkeit [i3]

Gut zu wissen

Selbstmitgefühl

Selbstmitgefühl bedeutet, sich selbst mit Freundlichkeit und Verständnis zu begegnen, insbesondere bei Rückschlägen. Es hilft, Scham und Selbstvorwürfe abzubauen und die Motivation zur Rauchentwöhnung aufrechtzuerhalten.

Selbstregulation

Selbstregulation unterstützt die bewusste Kontrolle über Gedanken, Emotionen und Verhaltensweisen im Zusammenhang mit dem Rauchen. Sie hilft, impulsive Reaktionen zu unterdrücken und neue, gesunde Gewohnheiten zu etablieren.

Stigmatisierung

Stigmatisierung im Zusammenhang mit Sucht beschreibt negative Vorurteile und Diskriminierung gegenüber Menschen mit Suchtproblemen. Diese Stigmatisierung kann die Bereitschaft, sich Hilfe zu suchen, erheblich reduzieren.

Emotionale Auslöser bei der Raucherentwöhnung

Vergleich der emotionalen Auslöserstärke

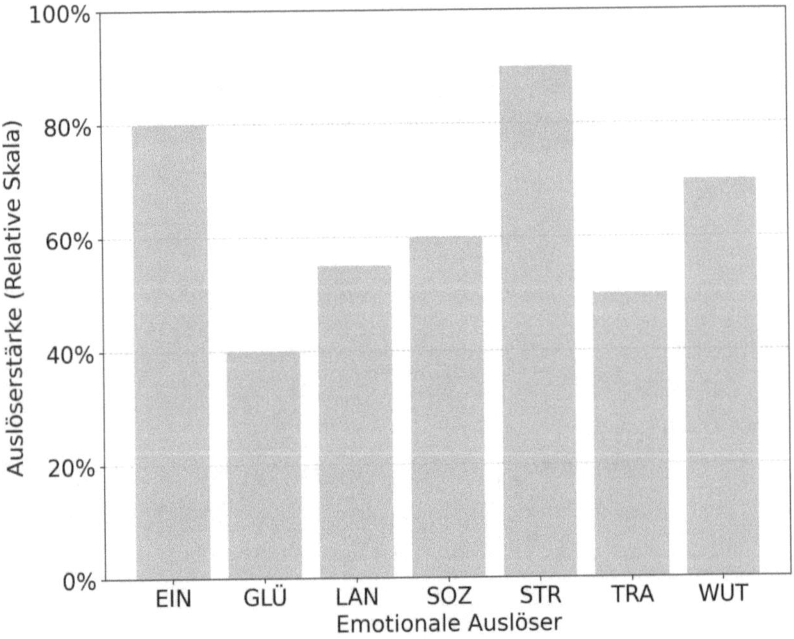

EIN: Einsamkeit

GLÜ: Glücklichkeit

LAN: Langeweile

SOZ: Sozialer Druck

STR: Stress

TRA: Traurigkeit

WUT: Wut

Diese Grafik veranschaulicht die relative Stärke verschiedener emotionaler Auslöser, die mit Rückfällen beim Rauchen verbunden sind. Stress und Langeweile scheinen die stärksten Auslöser zu sein, was darauf hindeutet, dass Interventionen mit Fokus auf Stressmanagement und das Finden alternativer Bewältigungsmechanismen für Langeweile besonders vorteilhaft sein könnten. Während sozialer Druck und Traurigkeit ebenfalls bedeutend sind, scheint ihr Einfluss weniger ausgeprägt zu sein. Die Bewältigung dieser Auslöser mit spezifischen Bewältigungsstrategien könnte die Chancen auf eine erfolgreiche Raucherentwöhnung erheblich verbessern.

Verhaltensautomatismen durchbrechen

Verhaltensautomatismen, also unbewusste, gewohnheitsmäßige Handlungen, sind häufig Stolpersteine auf dem Weg zur Rauchfreiheit. Sie entstehen durch die wiederholte Kopplung von bestimmten Situationen, Gefühlen oder Umgebungsreizen mit dem Griff zur Zigarette. [s20] Das Gehirn verknüpft diese Auslöser mit der vermeintlichen Belohnung durch Nikotin, wodurch der Griff zur Zigarette quasi reflexartig erfolgt. Um diese Automatismen zu durchbrechen, ist es hilfreich, sie zunächst bewusst zu machen. Ein detailliertes Rauch-Tagebuch, das neben den Rauchzeiten auch die jeweiligen Umstände, Gefühle und Gedanken festhält, kann dabei wertvolle Einblicke liefern. Werden die persönlichen Auslöser erkannt, können gezielte Gegenstrategien entwickelt werden. Anstatt z. B. nach dem Essen automatisch zur Zigarette zu greifen, könnte ein kurzer Spaziergang oder ein bewusstes Entspannungsritual etabliert werden. [s20] Wichtig ist dabei, alternative Verhaltensweisen zu finden, die den gleichen Zweck erfüllen – sei es Stressabbau, Genuss oder soziale Interaktion. So kann man schrittweise die Verknüpfung zwischen Auslöser und Rauchen auflösen und neue, gesunde Gewohnheiten etablieren. Die bewusste Unterbrechung des gewohnten Ablaufs ist der erste Schritt,

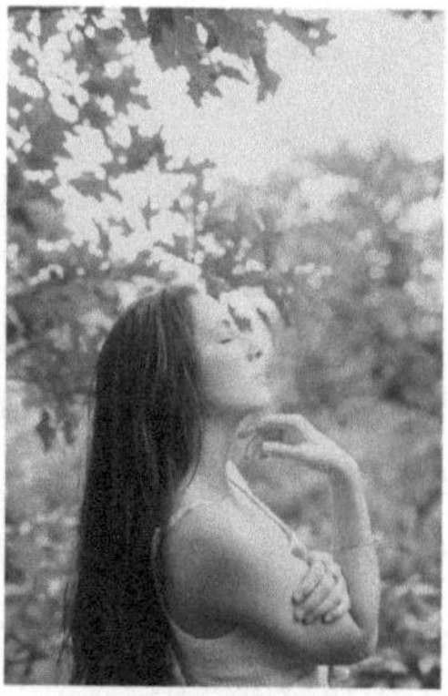

Entspannung [i4]

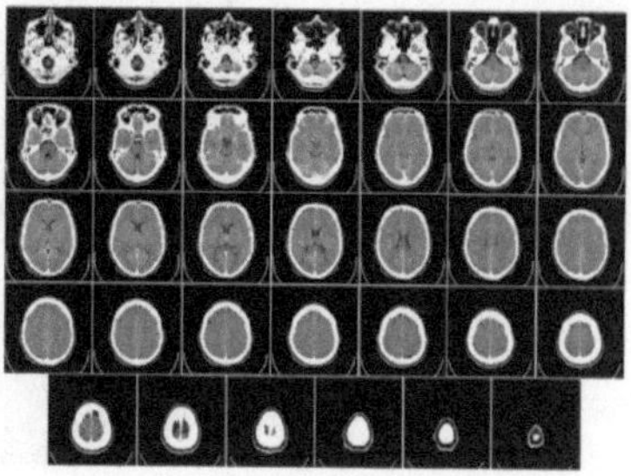

Gehirn [i5]

um die Kontrolle über das eigene Verhalten zurückzugewinnen.

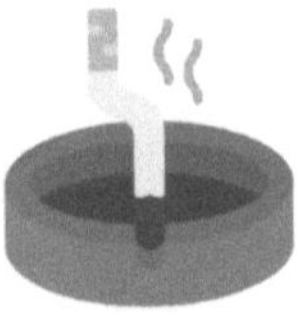

Zusätzlich können Techniken der Achtsamkeit helfen, den Drang zu rauchen bewusster wahrzunehmen, ohne ihm unmittelbar nachzugeben. Dadurch entsteht ein Raum für eine bewusste Entscheidung und die Möglichkeit, alternative Handlungsweisen zu wählen. Die Kombination aus kognitiven Strategien, wie der bewussten Reflexion der Rauch-Auslöser und verhaltensorientierten Ansätzen, wie dem Etablieren von Ersatzhandlungen, erhöht die Wahrscheinlichkeit, langfristig rauchfrei zu bleiben. [s20] Der Prozess der Verhaltensänderung erfordert Geduld und Selbstmitgefühl, da Rückfälle Teil des Lernprozesses sein können. Professionelle Unterstützung durch Therapeuten oder Selbsthilfegruppen kann den Prozess der Entwöhnung zusätzlich begleiten und erleichtern.

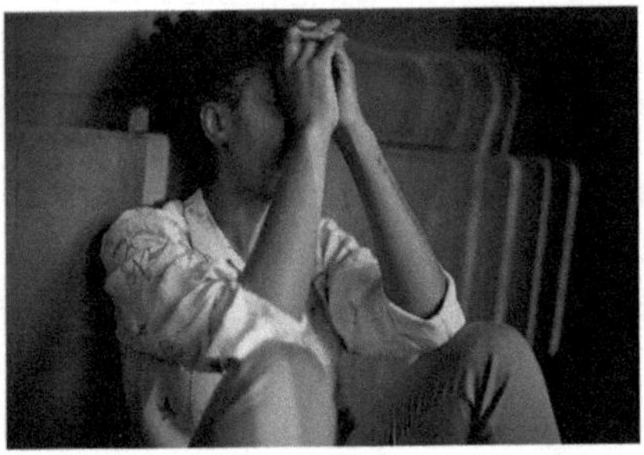

Stress [i6]

Gut zu wissen

Achtsamkeit

Im Kontext der Rauchentwöhnung hilft Achtsamkeit, den Drang nach einer Zigarette bewusst wahrzunehmen und zu akzeptieren, ohne ihm direkt nachzugeben. Sie fördert die Selbstwahrnehmung und ermöglicht, die mit dem Rauchen verbundenen Emotionen und Gedanken zu identifizieren und zu verstehen, um so neue Reaktionsmuster zu entwickeln.

Verhaltensorientiert

Verhaltensorientierte Ansätze konzentrieren sich auf die Veränderung des Rauchverhaltens selbst. Dazu gehören das Erkennen von Auslösern, das Entwickeln von Ersatzhandlungen und das Etablieren neuer Routinen, die das Rauchen ersetzen und die Wahrscheinlichkeit eines Rückfalls verringern.

Tägliches Rauchverhalten

Typische Verteilung des Rauchens über den Tag.

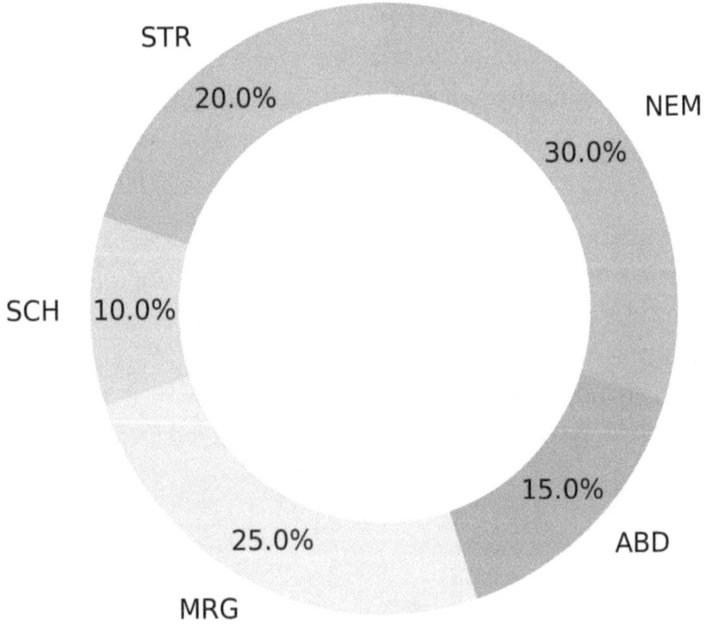

ABD: Abend (Entspannung)

NEM: Nach den Mahlzeiten

STR: Stressige Phasen

MRG: Morgens (Nach dem Aufwachen)

SCH: Schlaf

Der größte Anteil der Zigaretten wird nach dem Aufwachen und nach den Mahlzeiten geraucht, was auf starke Verbindungen zu Routine und Gewohnheit hinweist. Stressige Phasen tragen ebenfalls erheblich dazu bei, was die Rolle des Rauchens als Bewältigungsmechanismus unterstreicht. Während des Schlafes werden weniger Zigaretten geraucht, was die offensichtlichen körperlichen Einschränkungen widerspiegelt. Diese Verteilung legt nahe, dass Interventionen sich darauf konzentrieren sollten, etablierte Routinen zu durchbrechen, alternative Bewältigungsstrategien zu entwickeln und das Verlangen in Spitzenrauchzeiten zu bewältigen.

Konkrete Ratschläge

- Verknüpfen Sie bisherige Rauchsituationen mit neuen, positiven Erlebnissen.
- Gestalten Sie Ihre Umgebung um, entfernen Sie Aschenbecher und andere Rauchutensilien, um visuelle Auslöser zu minimieren.
- Entwickeln Sie ein Mantra oder einen positiven Satz, den Sie sich in Momenten des Verlangens laut oder in Gedanken vorsagen.
- Nutzen Sie Ihre Hände für alternative Tätigkeiten wie Kneten, Malen oder das Spielen eines Instruments, um das gewohnte Handgefühl zu verändern.
- Stellen Sie sich Ihr zukünftiges rauchfreies Leben bildlich vor und konzentrieren Sie sich auf die damit verbundenen Vorteile und positiven Gefühle.
- Verändern Sie Ihre inneren Dialoge: Ersetzen Sie negative Gedankenmuster durch positive Affirmationen und Selbstgespräche.
- Trainieren Sie Ihre Selbstwirksamkeit, indem Sie sich bewusst kleine, erreichbare Ziele setzen und diese konsequent verfolgen.
- Reflektieren Sie über die Gründe, warum Sie mit dem Rauchen angefangen haben und welche Bedürfnisse Sie damit kompensiert haben.
- Erforschen Sie Ihre emotionalen Reaktionen auf das Rauchverlangen und entwickeln Sie individuelle Strategien, um damit umzugehen.
- Lernen Sie, Ihre Gefühle differenziert wahrzunehmen und zu benennen, um die Verbindung zwischen Emotionen und Rauchverhalten zu lösen.
- Entwickeln Sie ein starkes "Warum" für Ihre Rauchentwöhnung, das Ihnen in schwierigen Momenten als Motivation dient.

1. 3 Gesundheitliche Vorteile

Dieser Abschnitt beleuchtet die umfassenden gesundheitlichen Vorteile der Tabakentwöhnung. Von der unmittelbaren Verbesserung der Sauerstoffversorgung und Wundheilung bis zur langfristigen Risikoreduktion für schwere Erkrankungen wie Krebs und Herz-Kreislauf-Probleme: Ihr Körper regeneriert sich auf vielfältige Weise. Diese Regeneration betrifft zahlreiche Organe und Funktionen, von der Lunge bis zum Hormonhaushalt. Die positiven Auswirkungen erstrecken sich auch auf Ihre Lebensqualität. Erhöhte Energie, verbesserte Atmung und gesteigerte Fitness ermöglichen ein aktiveres Leben. Auch finanzielle Vorteile und ein intensiveres Geschmackserlebnis gehören zu den erfreulichen Folgen. Entdecken Sie im Folgenden detailliert, wie Ihr Körper sich von den Folgen des Rauchens erholt und wie Sie von einem rauchfreien Leben profitieren.

Schon eine Reduktion der täglichen Zigarettenanzahl bewirkt positive gesundheitliche Effekte und stärkt die Motivation für einen vollständigen Rauchstopp.

Regenerationsphasen des Körpers

Nach dem Rauchstopp beginnt der Körper umgehend mit Regenerationsprozessen. Schon 20 Minuten nach der letzten Zigarette normalisiert sich der Blutdruck und die Pulsfrequenz. [s21] Innerhalb weniger Stunden sinkt der Kohlenmonoxidspiegel im Blut, wodurch die Sauerstoffversorgung der Organe verbessert wird. [s21] Diese verbesserte Sauerstoffversorgung ist besonders relevant für die Wundheilung, da Zigarettenrauch toxische Verbindungen enthält, die die Sauerstoffversorgung des Gewebes beeinträchtigen und so die Regeneration stören. [s22] Wer beispielsweise mit einer Schnittverletzung zu kämpfen hat, wird nach dem Rauchstopp eine schnellere Wundheilung feststellen. [s22] Innerhalb von Tagen bis Wochen verbessert sich die Lungenfunktion, was zu einer leichteren Atmung und mehr Energie führt. [s21] Die Flimmerhärchen in den Atemwegen, die für die Reinigung der Lunge verantwortlich sind, beginnen sich zu regenerieren und verbessern den Abtransport von Schleim und Schadstoffen. Langfristig reduziert sich das Risiko für schwere Erkrankungen wie Lungenkrebs, Herz-Kreislauf-Erkrankungen und chronisch obstruktive Lungenerkrankung (COPD). [s23] Auch die Knochengesundheit profitiert vom Rauchstopp. Rauchen beeinträchtigt die Knochendichte und die Heilung von Knochenbrüchen. [s21] Selbst nach Jahren des Rauchens kann der Körper nach dem Aufhören noch Heilungsprozesse in Gang setzen, obwohl die negativen Auswirkungen auf die Knochendichte langfristig bestehen bleiben können. [s21] Eine Reduktion der täglichen Zigarettenanzahl kann bereits erste positive Effekte bewirken und die Motivation für einen vollständigen Rauchstopp steigern. [s23] Dies gilt insbesondere für Menschen mit COPD und Lungenkrebs, bei denen die Dosis-Wirkungs-Beziehung besonders ausgeprägt ist. [s23] Die Regeneration des Körpers nach dem Rauchstopp ist ein kontinuierlicher Prozess, der sich über Jahre erstreckt und die Lebensqualität deutlich verbessert.

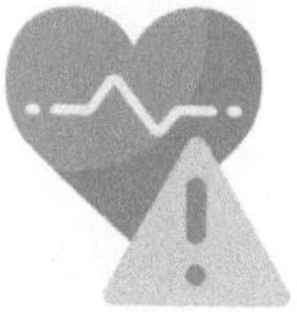

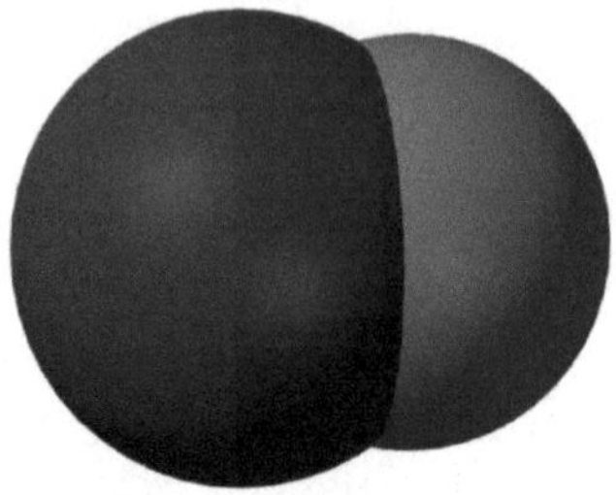

Kohlenmonoxid [i7]

Gut zu wissen

Dosis-Wirkungs-Beziehung

Die Dosis-Wirkungs-Beziehung beschreibt den Zusammenhang zwischen der Menge der aufgenommenen Substanz (z.B. Zigaretten) und der Stärke der Wirkung auf den Körper. Bei Rauchern bedeutet dies, dass je mehr Zigaretten geraucht werden, desto stärker sind die gesundheitsschädigenden Auswirkungen. Eine Reduktion der Zigarettenanzahl verringert das Risiko für tabakbedingte Krankheiten.

Flimmerhärchen

Flimmerhärchen sind winzige, haarähnliche Strukturen in den Atemwegen, die Schleim und Fremdkörper aus der Lunge transportieren. Rauchen schädigt die Flimmerhärchen und beeinträchtigt ihre Funktion. Nach dem Rauchstopp regenerieren sich die Flimmerhärchen, was die Reinigung der Lunge verbessert und das Risiko von Infektionen senkt.

Kohlenmonoxid

Kohlenmonoxid ist ein farb- und geruchloses Gas, das beim Rauchen entsteht. Es bindet sich an die roten Blutkörperchen und behindert so den Sauerstofftransport im Körper. Nach dem Rauchstopp sinkt der Kohlenmonoxidspiegel im Blut, was zu einer besseren Sauerstoffversorgung der Organe und Gewebe führt.

Körperregeneration nach Rauchstopp

Verbesserte Gesundheitsmarker im Zeitverlauf nach Rauchstopp.

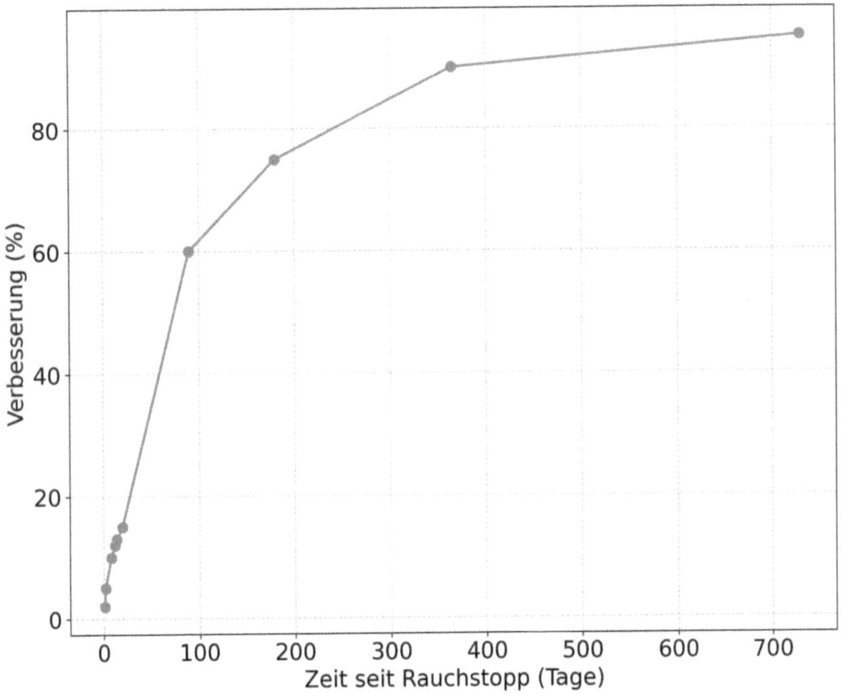

Diese Grafik veranschaulicht die positiven Auswirkungen des Rauchstopps auf verschiedene Gesundheitsaspekte. Beachten Sie die deutlichen Verbesserungen in den ersten Tagen und Wochen, die die schnelle Regenerationsfähigkeit des Körpers zeigen. Der kontinuierliche Aufwärtstrend zeigt die langfristigen Vorteile der Rauchfreiheit.

Verbesserung der Organfunktionen

Neben den bereits erwähnten Verbesserungen von Atmung und Wundheilung, wirkt sich die Tabakentwöhnung positiv auf diverse weitere Organfunktionen aus. So normalisiert sich etwa der Hormonhaushalt, was besonders für Frauen relevant ist, da sich die Werte nach dem Rauchstopp wieder denen von Nichtraucherinnen angleichen [s24]. Dies kann den Menstruationszyklus stabilisieren und die Fruchtbarkeit verbessern [s24]. Auch der Stoffwechsel profitiert: Die Insulinempfindlichkeit steigt, wodurch das Risiko für Typ-2-Diabetes sinkt, selbst wenn es initial zu einer Gewichtszunahme kommen kann [s24]. Im Mundraum reduziert sich die Gefahr von Erkrankungen wie oralen Krebserkrankungen, Schleimhautveränderungen, Parodontitis und Karies [s25]. Das Risiko für Parodontitis sinkt nach der Entwöhnung auf ein Niveau, das dem von Nichtrauchern nahekommt [s25]. Auch Zahnimplantate haben durch den Rauchstopp eine höhere Erfolgschance, da Rauchen ein Hauptrisikofaktor für deren Verlust ist [s25]. Zudem verbessert sich die Mundflora, was wiederum Karies vorbeugt [s25]. Ein positiver Effekt auf das Verdauungssystem stellt sich ebenfalls ein: Die Funktion normalisiert sich nach und nach [s26]. Wer etwa mit Blähungen oder Bauchschmerzen zu kämpfen hat, kann diese durch regelmäßige Bewegung lindern [s26]. Die auftretenden Symptome sind meist vorübergehend und zeigen die Anpassung des Körpers an die fehlenden Schadstoffe [s26].

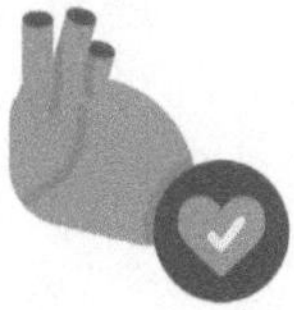

Gut zu wissen

Hormonhaushalt

Nach der Rauchentwöhnung reguliert sich der Hormonhaushalt, was zu einem verbesserten allgemeinen Wohlbefinden, stabileren Stimmungen und einem gesünderen Schlaf-Wach-Rhythmus führen kann.

Insulinempfindlichkeit

Eine erhöhte Insulinempfindlichkeit nach dem Aufhören mit dem Rauchen verbessert die Blutzuckerkontrolle und reduziert das Risiko für Folgeerkrankungen wie Nervenschäden und Herz-Kreislauf-Probleme.

Mundflora

Die Mundflora, die Gesamtheit der Mikroorganismen im Mund, normalisiert sich nach der Tabakentwöhnung. Ein gesundes Gleichgewicht der Mundflora schützt vor Karies, Zahnfleischentzündungen und Mundgeruch.

Zahnimplantate

Die Erfolgsrate von Zahnimplantaten steigt nach der Rauchentwöhnung deutlich an. Rauchen beeinträchtigt die Einheilung der Implantate und erhöht das Risiko von Infektionen und Komplikationen.

Verbesserte Organfunktion nach dem Aufhören

Lungenkapazität und Durchblutung verbessern sich deutlich

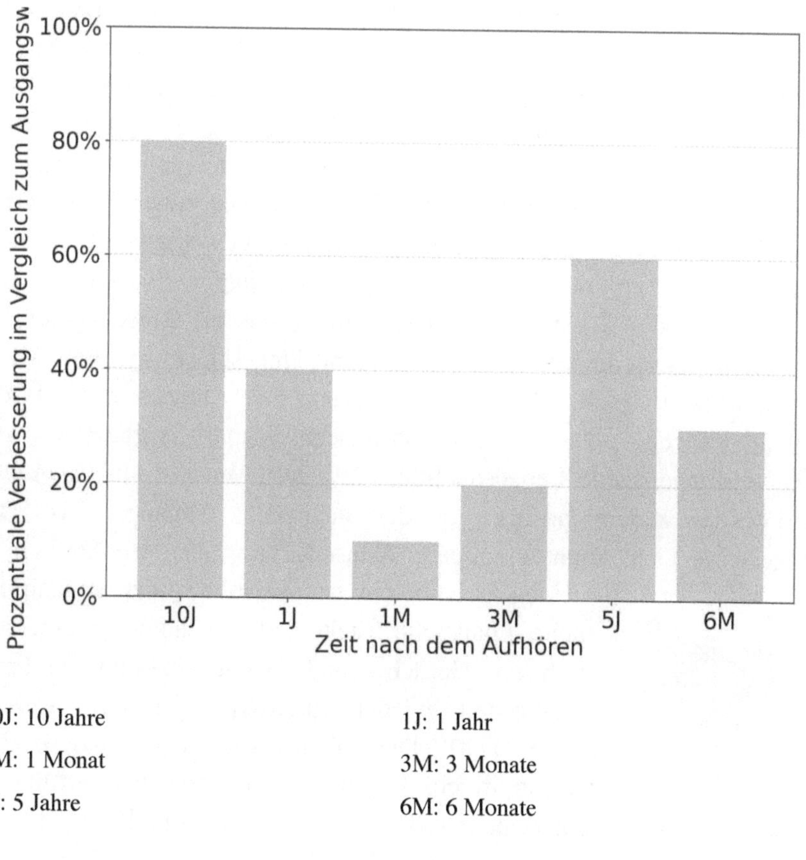

10J: 10 Jahre
1J: 1 Jahr
1M: 1 Monat
3M: 3 Monate
5J: 5 Jahre
6M: 6 Monate

Diese Daten zeigen deutlich die positive Auswirkung des Rauchstopps auf wichtige Organfunktionen. Lungenkapazität und Durchblutung zeigen innerhalb der ersten Monate erhebliche Verbesserungen. Während die Regeneration der Flimmerhärchen länger dauert, ist der Trend zur wiederhergestellten Funktion erkennbar. Insgesamt unterstreichen diese Verbesserungen die erheblichen gesundheitlichen Vorteile, die mit dem Rauchstopp verbunden sind.

Steigerung der Lebensqualität

Mit dem Rauchstopp verbessert sich die Lebensqualität auf vielfältigen Ebenen. Die gewonnenen Lebensjahre sind nicht nur länger, sondern auch gesünder und aktiver [s27] [s28]. So können frühere Raucher wieder uneingeschränkt am gesellschaftlichen Leben teilnehmen, ihren Hobbys nachgehen und Zeit mit Familie und Freunden verbringen, ohne durch Atemnot oder Hustenattacken eingeschränkt zu sein. Die verbesserte Lungenfunktion ermöglicht es, Aktivitäten wie Sport oder Spaziergänge wieder mit Freude zu erleben. Wer früher beim Treppensteigen außer Puste geriet, kann nun wieder mühelos mehrere Stockwerke bewältigen [s28]. Auch das Risiko für schwerwiegende kardiovaskuläre Ereignisse wie Herzinfarkt oder Schlaganfall sinkt deutlich, was die Angst vor diesen Erkrankungen reduziert und so zu mehr Unbeschwertheit im Alltag beiträgt [s29] [s28]. Selbst nach einem Herzinfarkt steigert die Tabakabstinenz die Überlebenschancen und verbessert die gesundheitsbezogene Lebensqualität [s29]. Der Verzicht auf Zigaretten wirkt sich zudem positiv auf die finanzielle Situation aus. Das eingesparte Geld kann für andere Wünsche verwendet werden, sei es für einen Urlaub, ein neues Hobby oder einfach für mehr finanzielle Sicherheit. Zusätzlich verbessert sich der Geruchs- und Geschmackssinn, wodurch Mahlzeiten wieder intensiver genossen werden können [s30]. Die Tabakentwöhnung ist somit eine Investition in ein längeres, gesünderes und erfüllteres Leben mit mehr Lebensqualität. Die Unterstützung durch Angehörige und Freunde kann diesen Prozess zusätzlich fördern und die Motivation stärken [s27]. Finanzielle Anreize, wie beispielsweise Bonusprogramme von Krankenkassen, können ebenfalls einen zusätzlichen Motivationsschub bieten und so die langfristige Abstinenz unterstützen [s31].

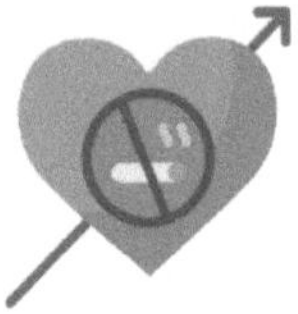

Gut zu wissen

Kardiovaskulär

Bezieht sich auf das Herz und die Blutgefäße. Durch Rauchstopp sinkt das Risiko für kardiovaskuläre Erkrankungen wie Herzinfarkt und Schlaganfall, was zu einer längeren Lebenserwartung und höherer Lebensqualität beiträgt.

Tabakabstinenz

Der dauerhafte Verzicht auf Tabakkonsum in jeglicher Form. Sie führt zu einer deutlichen Verbesserung der Gesundheit und reduziert das Risiko für zahlreiche Krankheiten.

Steigerung der Lebensqualität nach Rauchstopp

Verbesserung der Gesundheit und Lebensqualität

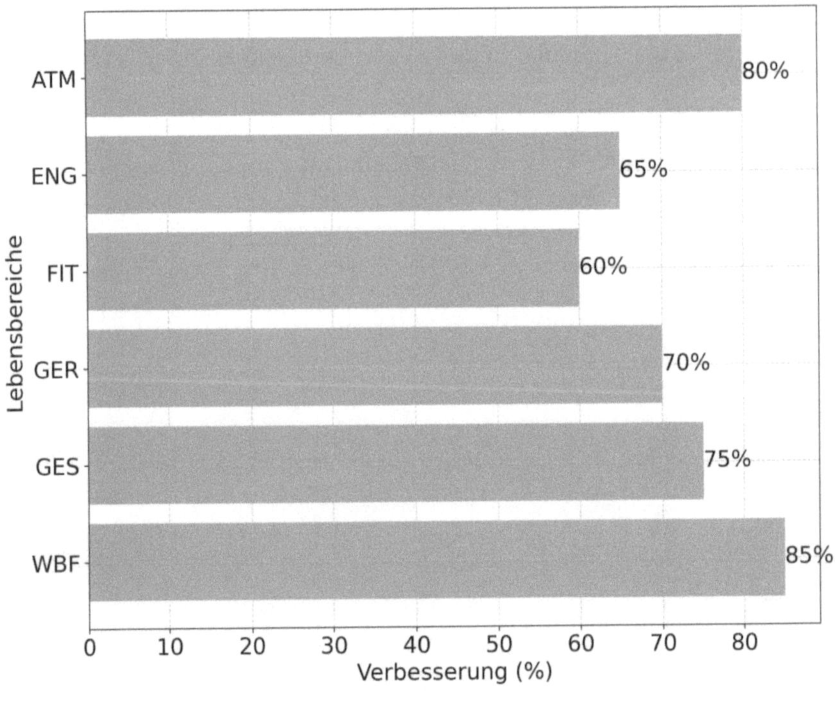

ATM: Atmung

ENG: Energie

FIT: Fitness

GER: Geruch

GES: Geschmack

WBF: Wohlbefinden

Das Balkendiagramm visualisiert die positive Auswirkung der Rauchentwöhnung auf verschiedene Lebensbereiche. Die Atmung verbessert sich deutlich, gefolgt von gesteigerter Energie und Fitness. Geschmack und Geruch werden ebenfalls intensiver wahrgenommen. Insgesamt führt der Rauchstopp zu einer erheblichen Verbesserung des Wohlbefindens.

Konkrete Ratschläge

- Planen Sie bewusst Genussmomente ein, die Ihre Sinne auf gesunde Weise stimulieren, wie den Duft von frisch gebackenem Brot oder den Geschmack exotischer Früchte.
- Verbinden Sie die Regeneration Ihrer Lunge mit der bewussten Wahrnehmung Ihrer Atemzüge: Fühlen Sie, wie sich Ihre Lungenflügel mit jedem Atemzug mehr entfalten.
- Steigern Sie Ihre körperliche Aktivität in kleinen Schritten, um die positiven Effekte des Rauchstopps auf Ihre Ausdauer und Ihr Herz-Kreislauf-System zu erleben.
- Nutzen Sie die verbesserte Durchblutung Ihrer Haut für pflegende Rituale: Gönnen Sie sich beispielsweise eine wohltuende Massage mit ätherischen Ölen.
- Unterstützen Sie die Regeneration Ihrer Mundflora durch den Verzehr probiotischer Lebensmittel wie Joghurt oder Kefir.
- Freuen Sie sich auf kulinarische Entdeckungsreisen: Kosten Sie neue Gewürze und Lebensmittel, deren Aromen Sie nun intensiver wahrnehmen können.
- Setzen Sie sich ein konkretes Gesundheitsziel, das Sie durch den Rauchstopp erreichen wollen, zum Beispiel die Teilnahme an einem Volkslauf.
- Feiern Sie Ihre Erfolge beim Rauchstopp, indem Sie sich etwas gönnen, das Ihre Gesundheit und Ihr Wohlbefinden fördert, wie einen Saunabesuch.
- Visualisieren Sie die positiven Auswirkungen des Rauchstopps auf Ihre Organe: Stellen Sie sich vor, wie Ihre Zellen von frischem Sauerstoff durchflutet werden.
- Lassen Sie sich von anderen inspirieren, die erfolgreich mit dem Rauchen aufgehört haben und tauschen Sie sich über Ihre Erfahrungen aus.

Rückblick - 1. Grundlagen der Tabakentwöhnung

Die Entscheidung, mit dem Rauchen aufzuhören, ist ein bedeutender Schritt in Richtung eines gesünderen Lebens. Der Weg zur Rauchfreiheit mag herausfordernd erscheinen, doch ein Verständnis der zugrundeliegenden Mechanismen der Nikotinabhängigkeit kann Ihnen helfen, diese Herausforderung erfolgreich zu meistern. Nikotin wirkt sich auf Ihr Gehirn aus, indem es das Belohnungssystem aktiviert und so ein Gefühl der Befriedigung erzeugt. Dieser Effekt führt jedoch zu einer körperlichen Abhängigkeit, die sich bei Rauchstopp durch unangenehme Entzugserscheinungen bemerkbar macht. Diese Symptome, wie Reizbarkeit, Angst oder Konzentrationsschwierigkeiten, sind jedoch vorübergehend und ein Zeichen dafür, dass sich Ihr Körper von der Nikotinabhängigkeit befreit. Bedenken Sie, dass auch Ihr Stoffwechsel durch das Rauchen beeinflusst wird. Nikotin greift in den Energiehaushalt und die Appetitregulierung ein, was nach Rauchstopp zu einer Gewichtszunahme führen kann. Mit einer bewussten Ernährung und regelmäßiger Bewegung können Sie dieser Gewichtszunahme jedoch effektiv entgegenwirken.

Ein wichtiger Aspekt der Tabakentwöhnung ist das Erkennen Ihrer individuellen Rauchgewohnheiten. Analysieren Sie, in welchen Situationen Sie zur Zigarette greifen – ist es der morgendliche Kaffee, Stress im Job oder die Geselligkeit am Abend? Führen Sie ein Rauchtagebuch, um Ihre persönlichen Auslöser zu identifizieren und alternative Verhaltensweisen zu entwickeln. Wenn Sie beispielsweise feststellen, dass Sie in stressigen Situationen rauchen, könnten Sie Entspannungstechniken wie Yoga oder Meditation erlernen. Ersetzen Sie die Zigarette nach dem Essen durch einen kurzen Spaziergang oder ein Gespräch mit einem Freund. Durch das bewusste Durchbrechen dieser Verhaltensautomatismen gewinnen Sie Schritt für Schritt die Kontrolle über Ihr Rauchverhalten zurück. Vergessen Sie dabei nicht, dass Rauchen oft auch eine emotionale Funktion erfüllt. Achtsamkeitsübungen können Ihnen helfen, Ihre Gefühle und Gedanken neutral zu beobachten und so die emotionale Bindung an die Zigarette zu lösen. Seien Sie nachsichtig mit sich selbst, wenn Sie einen Rückfall erleben. Jeder Rauchstopp-Versuch ist ein Schritt in die richtige Richtung.

Die Regeneration Ihres Körpers setzt unmittelbar nach der letzten Zigarette ein. Ihre Lungenfunktion verbessert sich, das Risiko für Herz-Kreislauf-Erkrankungen sinkt und Ihr Geruchs- und Geschmackssinn kehrt zurück. Diese positiven Veränderungen steigern nicht nur Ihre körperliche Gesundheit, sondern auch Ihre Lebensqualität. Sie gewinnen mehr Energie für Alltag und Freizeit, können wieder uneingeschränkt Sport treiben und sparen zudem Geld. Die Tabakentwöhnung ist eine Investition in Ihre Zukunft – ein längeres, gesünderes und erfüllteres Leben wartet auf Sie. Scheuen Sie sich nicht, Unterstützung in Anspruch zu nehmen. Gespräche mit Ihrem Arzt, professionelle Beratung oder der Austausch in Selbsthilfegruppen können Ihnen helfen, den Weg zur Rauchfreiheit erfolgreich zu beschreiten.

Der Weg zur Rauchfreiheit ist eine persönliche Reise, die Zeit und Geduld erfordert. Konzentrieren Sie sich auf die positiven Veränderungen, die Sie bereits erreicht haben und feiern Sie Ihre Erfolge. Mit jedem Tag ohne Zigarette stärken Sie Ihre Gesundheit und gewinnen mehr Lebensqualität. Sie haben die Kraft, dieses Ziel zu erreichen – glauben Sie an sich!

2. Methoden der Rauchentwöhnung

Warum scheitern so viele Menschen beim Versuch, mit dem Rauchen aufzuhören? Der Weg in ein rauchfreies Leben führt über verschiedene Pfade, die sich individuell kombinieren lassen. Von klassischen medizinischen Ansätzen bis zu alternativen Methoden steht heute ein breites Spektrum an Möglichkeiten zur Verfügung. Die Wissenschaft hat in den letzten Jahren enorme Fortschritte im Verständnis der Nikotinabhängigkeit gemacht und neue, effektive Ausstiegsstrategien entwickelt. In diesem Kapitel entdecken Sie, welche Methode für Ihren persönlichen Weg zur Rauchfreiheit am besten geeignet ist.

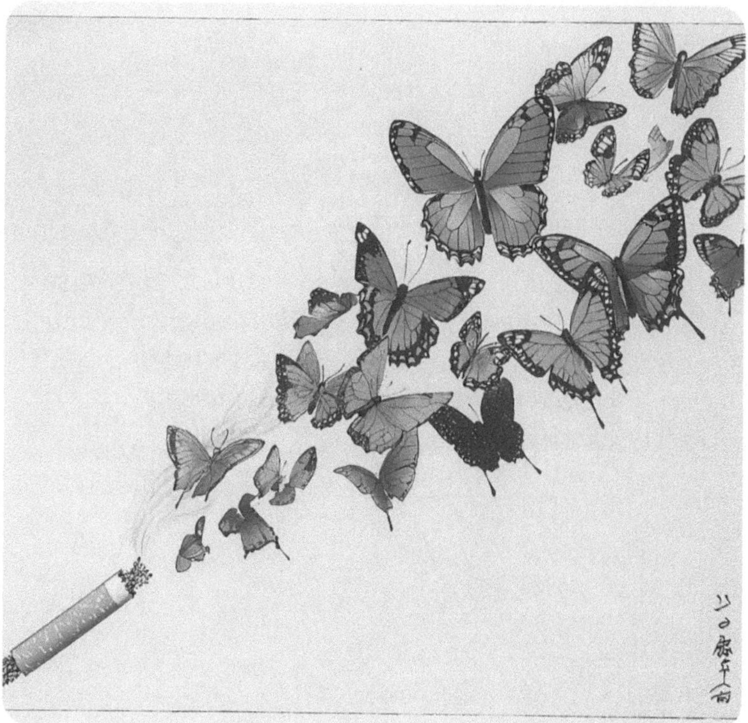

2. 1 Medikamentöse Behandlung

Medikamentöse Behandlungen bieten wirksame Unterstützung bei der Rauchentwöhnung, indem sie körperliche Entzugserscheinungen und das Verlangen nach Nikotin lindern. Verschiedene Medikamente, darunter Nikotinersatzpräparate und verschreibungspflichtige Substanzen, wirken auf unterschiedliche Weise auf das Nervensystem. Neben dem potenziellen Nutzen bergen einige Medikamente auch Risiken und Nebenwirkungen, die individuell berücksichtigt werden müssen. Erfahren Sie in diesem Kapitel, welche medikamentösen Optionen Ihnen auf Ihrem Weg in ein rauchfreies Leben helfen können.

Die Kombination von medikamentöser Rauchentwöhnung (z.B. Nikotinersatztherapie, verschreibungspflichtige Medikamente) mit verhaltenstherapeutischen Maßnahmen erhöht die Erfolgschancen deutlich.

Nikotinersatztherapie

Nikotinersatztherapie (NET) unterstützt Raucher beim Rauchstopp, indem sie Nikotin ohne Tabakrauch zuführt [s32]. Sie lindert Entzugssymptome und das Verlangen nach Nikotin, indem sie die gleichen Rezeptoren im Gehirn stimuliert wie Zigaretten [s32]. NET ist in verschiedenen Formen erhältlich, wie Nikotinpflaster, -kaugummis, -lutschtabletten, -nasensprays und -inhalatoren [s32]. Die Wahl der passenden Form hängt von individuellen Vorlieben und Bedürfnissen ab. Ein Nikotinpflaster gibt beispielsweise über den Tag hinweg kontinuierlich Nikotin ab, während Kaugummis oder Lutschtabletten bei akutem Verlangen eingesetzt werden können. Die Kombination von NET mit verhaltensbezogenen Therapien erhöht die Erfolgschancen zusätzlich [s32]. Studien zeigen, dass Raucher, die diese kombinierte Behandlung erhalten, höhere Abstinenzraten erreichen als diejenigen mit minimaler Unterstützung [s32]. Evidenzbasierte Leitlinien empfehlen die routinemäßige Anwendung von NET, besonders bei stark abhängigen Rauchern [s33]. In spezialisierten Kliniken können Erfolgsquoten von bis zu 40% erreicht werden [s33]. Die Wirksamkeit der NET kann je nach Darreichungsform und individuellen Faktoren variieren [s34]. Auch die vollständige Kostenübernahme von rezeptfreien und rezeptpflichtigen NET-Produkten kann die Inanspruchnahme von Raucherentwöhnungsdiensten erhöhen, insbesondere bei Personen mit Suchterkrankungen [s35]. Obwohl kombinierte NET-Anwendungen anfänglich höhere Abstinenzraten zeigen können, führen sie langfristig nicht unbedingt zu besseren Ergebnissen als andere Therapien [s36]. Die Standarddosierung der NET ist nicht für alle Raucher effektiv [s37]. Daher wird erforscht, ob eine personalisierte Dosierung die Erfolgsaussichten verbessert [s37]. Auch die Pharmakogenetik untersucht, wie genetische Variationen die Reaktion auf die Therapie beeinflussen und somit die Behandlung individualisiert werden kann [s38].

Gut zu wissen

Darreichungsform

Die Darreichungsform bezieht sich auf die Art und Weise, wie ein Medikament verabreicht wird, z.B. als Pflaster, Kaugummi, Tablette, Spray oder Inhalator. Die Wahl der Darreichungsform kann die Wirksamkeit und Verträglichkeit des Medikaments beeinflussen und wird an die individuellen Bedürfnisse des Patienten angepasst.

Evidenzbasierte Leitlinien

Evidenzbasierte Leitlinien fassen die aktuellen wissenschaftlichen Erkenntnisse zu einem bestimmten Thema zusammen und geben Empfehlungen für die medizinische Praxis. Sie dienen als Grundlage für Behandlungsentscheidungen und sollen die Qualität der Versorgung sicherstellen.

Nikotinersatztherapie

Die Nikotinersatztherapie mildert die Entzugserscheinungen, die beim Rauchstopp auftreten können, wie z.B. Reizbarkeit, Konzentrationsschwierigkeiten und Schlafstörungen. Sie hilft, das Rauchverlangen zu kontrollieren und erleichtert so den Übergang in ein rauchfreies Leben.

Verhaltenstherapie

Verhaltenstherapien helfen Rauchern, ihre Gewohnheiten und Verhaltensmuster im Zusammenhang mit dem Rauchen zu ändern. Sie lernen, Auslöser für das Rauchverlangen zu identifizieren und alternative Bewältigungsstrategien zu entwickeln, um in herausfordernden Situationen nicht zur Zigarette zu greifen.

NRT Marktanteil

Verteilung der NRT-Produkte.

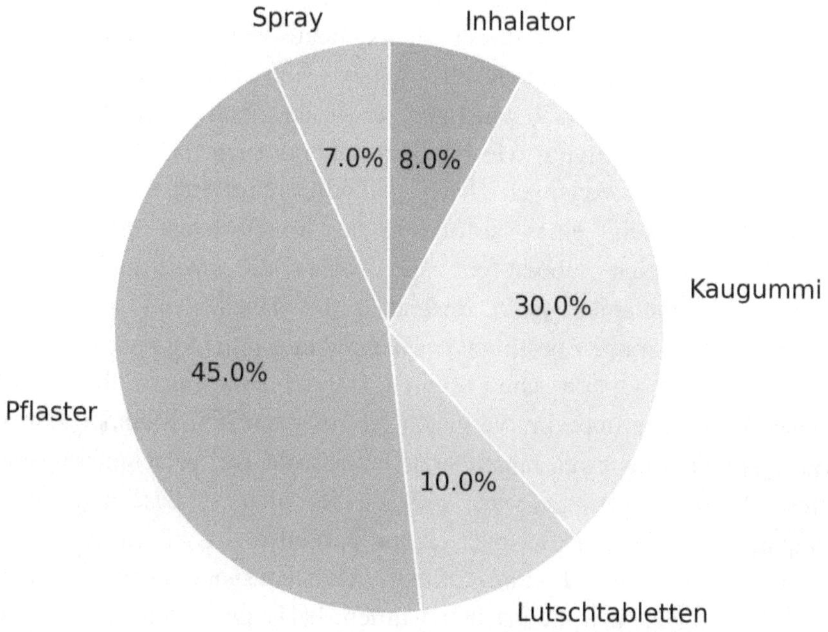

GUM: Kaugummi

INH: Inhalator

LOZ: Lutschtabletten

PAT: Pflaster

SPR: Spray

Pflaster stellen das größte Segment des NRT-Marktes dar, was auf eine Präferenz für deren Bequemlichkeit und gleichmäßige Nikotinabgabe hindeutet. Kaugummi hält einen beträchtlichen Anteil, der wahrscheinlich diejenigen anspricht, die mehr Kontrolle über die Nikotinaufnahme wünschen. Lutschtabletten, Inhalatoren und Sprays haben kleinere Marktanteile, möglicherweise aufgrund von Faktoren wie Kosten, Wirksamkeit oder Benutzerpräferenz.

Verschreibungspflichtige Präparate

Verschreibungspflichtige Medikamente bieten Rauchern zusätzliche Möglichkeiten, die Tabakabhängigkeit zu überwinden. Neben Nikotinersatzpräparaten gibt es weitere zugelassene Substanzen, die den Weg zur Rauchfreiheit unterstützen. [s39] Einige dieser Medikamente wurden ursprünglich für andere Indikationen entwickelt, haben sich aber auch bei der Rauchentwöhnung als wirksam erwiesen und erreichen eine vergleichbare Effektivität wie Nikotinersatztherapien. [s39] Sie wirken, indem sie das Verlangen nach Nikotin reduzieren und so die Wahrscheinlichkeit eines erfolgreichen Rauchstopps erhöhen. In manchen Studien übertrafen sie sogar die Wirksamkeit von Nikotinersatztherapien. [s39] Besonders für Raucher mit psychischen Erkrankungen können bestimmte verschreibungspflichtige Medikamente eine wirksame Option sein. Studien zeigen, dass eine Substanz bei dieser Patientengruppe im Vergleich zu einer anderen Methode höhere Erfolgsraten nach zwei Jahren erzielte, obwohl die Verschreibungsrate dieser Substanz geringer war. [s40] Zu beachten ist, dass bei einigen Präparaten, wie zum Beispiel einem partiellen Agonisten der $\alpha4\beta2$ nikotinischen Acetylcholinrezeptoren, Verhaltensänderungen, darunter auch Suizidgedanken, beobachtet wurden. [s41] Es besteht jedoch kein bestätigter kausaler Zusammenhang zwischen der Medikamenteneinnahme und diesen Symptomen. [s41] Die Kombination von verschreibungspflichtigen Medikamenten mit verhaltenstherapeutischen Maßnahmen kann die Erfolgsaussichten zusätzlich steigern. [s42] Der Zugang zu diesen Medikamenten kann jedoch durch verschiedene Faktoren erschwert sein, wie beispielsweise begrenzte Behandlungsangebote in bestimmten Einrichtungen oder Restriktionen bei der Kostenübernahme. [s43] Um eine optimale Behandlung zu gewährleisten, ist es daher ratsam, die verschiedenen Optionen mit einem Arzt oder einer anderen qualifizierten Fachkraft zu besprechen und die individuellen

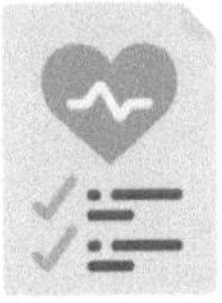

Bedürfnisse und Voraussetzungen zu berücksichtigen. So kann beispielsweise die Wahl des passenden Medikaments in Abhängigkeit von bestehenden psychischen Erkrankungen erfolgen, um die Wirksamkeit der Therapie zu maximieren und mögliche Risiken zu minimieren. [s40]

Gut zu wissen

Nikotinersatzpräparate

Nikotinersatzpräparate, wie Pflaster, Kaugummis oder Inhalatoren, liefern Nikotin in kontrollierter Dosierung, um Entzugssymptome zu lindern und das Verlangen nach Zigaretten zu reduzieren.

Verhaltenstherapeutische Maßnahmen

Verhaltenstherapeutische Maßnahmen zielen darauf ab, ungünstige Verhaltensweisen, wie das Rauchen, zu verändern. Sie umfassen Techniken wie das Erlernen von Bewältigungsstrategien für Risikosituationen oder die Entwicklung von Ersatzhandlungen.

Medikamentenwirksamkeit bei der Raucherentwöhnung

Vergleich der Aufhörraten

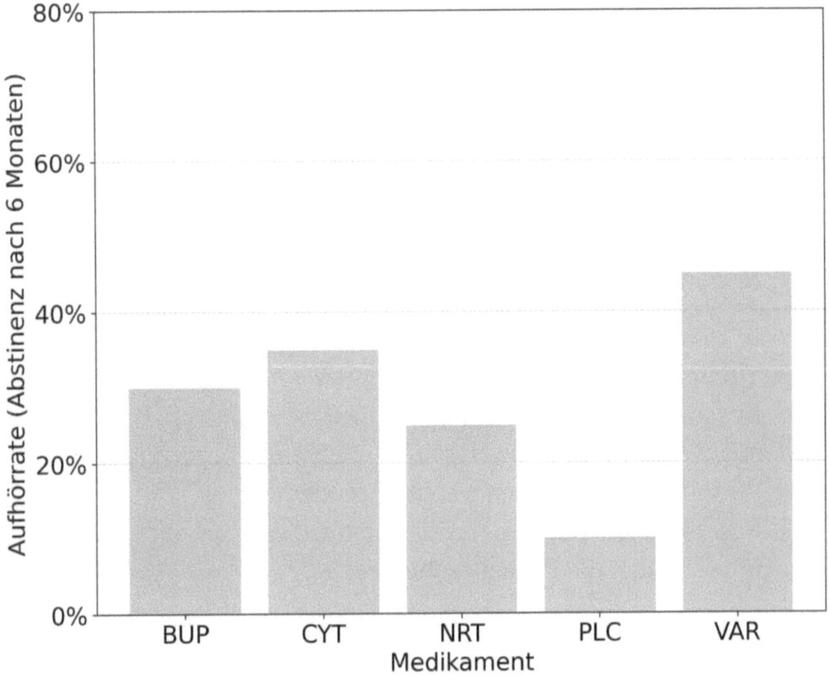

BUP: Bupropion CYT: Cytisin

NRT: Nikotinersatztherapie (kombiniert) PLC: Placebo

VAR: Vareniclin

Diese Grafik vergleicht visuell die relative Wirksamkeit verschiedener Medikamente bei der Raucherentwöhnung. Während Vareniclin die höchste Aufhörrate zeigt, bieten auch Bupropion und Nikotinersatztherapie (NRT) deutliche Verbesserungen gegenüber Placebo. Die Wahl des Medikaments sollte in Absprache mit einem Arzt erfolgen, unter Berücksichtigung individueller Faktoren und möglicher Nebenwirkungen.

Pflanzliche Alternativen

Pflanzliche Alternativen zur Rauchentwöhnung werden oft diskutiert, ihre Wirksamkeit ist jedoch wissenschaftlich nicht eindeutig belegt. Während einige pflanzliche Präparate eine beruhigende oder angstlösende Wirkung haben können, die Entzugserscheinungen lindert, gibt es keine Studien, die eine vergleichbare Effektivität wie bei etablierten medikamentösen Therapien belegen. So können etwa Johanniskraut oder Baldrian zwar bei der Stressbewältigung helfen, ersetzen aber nicht die gezielte Wirkung von nikotinersatzpraeparaten oder verschreibungspflichtigen Medikamenten, die direkt auf die Nikotinrezeptoren im Gehirn wirken. [s44] Nikotinvakzine, die derzeit erforscht werden, stellen einen anderen Ansatz dar, indem sie die Bindung von Nikotin an diese Rezeptoren verhindern. [s45] Diese Vakzine könnten in Zukunft eine wichtige Rolle bei der Rückfallprävention spielen, sind aber noch nicht als Therapieoption verfügbar. Wichtig ist, dass pflanzliche Mittel Wechselwirkungen mit anderen Medikamenten haben können. Daher sollten Raucher, die pflanzliche Alternativen in Erwägung ziehen, dies unbedingt mit ihrem Arzt besprechen, insbesondere wenn sie bereits andere Medikamente einnehmen oder an Vorerkrankungen leiden. [s44]

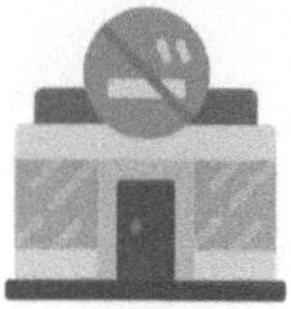

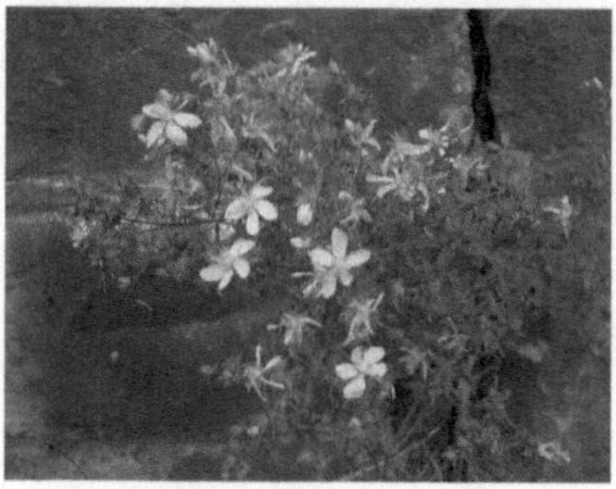

Johanniskraut [i8]

Gut zu wissen

Nikotinrezeptoren

Nikotinrezeptoren sind spezielle Andockstellen im Gehirn, an die Nikotin bindet und seine suchtauslösende Wirkung entfaltet. Medikamente können diese Rezeptoren blockieren oder stimulieren, um Entzugserscheinungen zu lindern oder das Verlangen nach Nikotin zu reduzieren.

Verschreibungspflichtige Medikamente

Verschreibungspflichtige Medikamente, wie Bupropion oder Vareniclin, wirken auf unterschiedliche Weise im Gehirn, um die Nikotinsucht zu bekämpfen. Sie können die Entzugserscheinungen lindern, das Verlangen nach Nikotin reduzieren oder die belohnende Wirkung des Rauchens verringern.

Wechselwirkungen

Wechselwirkungen zwischen Medikamenten können auftreten, wenn mehrere Medikamente gleichzeitig eingenommen werden. Dies kann zu unerwünschten Nebenwirkungen oder einer verminderten Wirksamkeit der Medikamente führen. Bei der Einnahme von pflanzlichen Mitteln in Kombination mit anderen Medikamenten ist Vorsicht geboten und eine Rücksprache mit einem Arzt empfehlenswert.

Pflanzliche Alternativen zur Raucherentwöhnung

Anteile der zur Raucherentwöhnung verwendeten Heilkräuter.

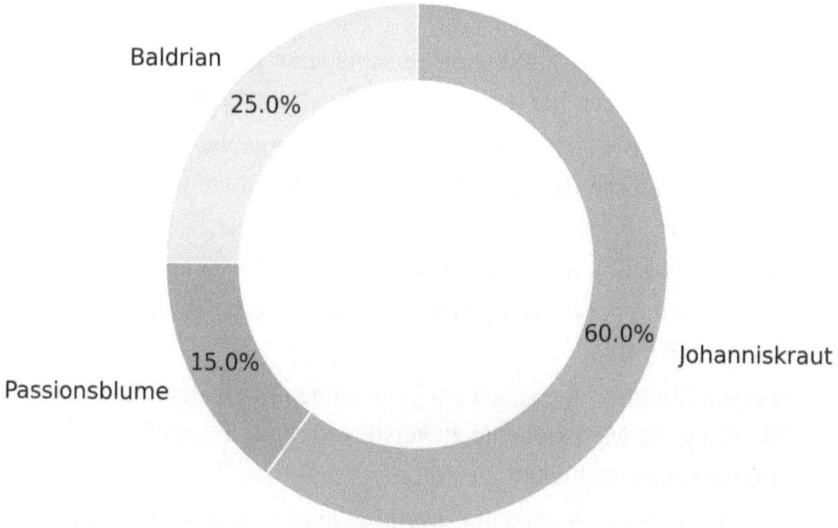

- PAS: Passionsblume
- STJ: Johanniskraut
- VAL: Baldrian

Johanniskraut stellt den größten Anteil der pflanzlichen Raucherentwöhnungshilfen dar, was auf seine Beliebtheit bei den Anwendern hindeutet. Während andere Optionen wie Baldrian und Passionsblume ebenfalls genutzt werden, könnten ihre geringeren Anteile entweder auf eine geringere Wirksamkeit, ein geringeres Bewusstsein bei Rauchern oder die Präferenz für andere Methoden hinweisen. Weitere Forschung könnte die Gründe für diese Unterschiede in der Nutzung untersuchen.

Konkrete Ratschläge

- Besprechen Sie mit Ihrem Arzt die Möglichkeit einer individuellen Dosierung Ihrer Medikamente, die über die Standardvorgaben hinausgeht.
- Führen Sie ein Tagebuch über Ihr Verlangen und die Wirkung der Medikamente, um die Therapie gemeinsam mit Ihrem Arzt anzupassen.
- Erwägen Sie die Kombination verschiedener medikamentöser Ansätze, sprechen Sie dies aber unbedingt vorher mit Ihrem Arzt ab.
- Informieren Sie sich über neue Forschungsergebnisse im Bereich der medikamentösen Rauchentwöhnung und diskutieren Sie diese mit Ihrem Arzt.
- Scheuen Sie sich nicht, eine zweite ärztliche Meinung einzuholen, wenn Sie mit der derzeitigen medikamentösen Behandlung unzufrieden sind.
- Fragen Sie Ihren Arzt nach unterstützenden Maßnahmen, um die Wirkung der Medikamente zu verstärken, zum Beispiel Entspannungstechniken.
- Vereinbaren Sie regelmäßige Termine mit Ihrem Arzt, um den Behandlungsverlauf zu kontrollieren und die Therapie gegebenenfalls anzupassen.
- Bitten Sie Ihren Arzt, Ihnen die Wirkungsweise der verschriebenen Medikamente genau zu erklären, um Ihre Akzeptanz und Mitarbeit zu fördern.
- Sprechen Sie offen mit Ihrem Arzt über mögliche Nebenwirkungen der Medikamente und entwickeln Sie gemeinsam Strategien, um damit umzugehen.
- Dokumentieren Sie Ihre Erfahrungen mit der medikamentösen Behandlung, um Ihre Fortschritte zu verfolgen und Ihre Motivation zu stärken.

2. 2 Therapeutische Ansätze

Dieser Abschnitt beleuchtet therapeutische Ansätze zur Rauchentwöhnung. Die Herausforderung besteht darin, sowohl die körperliche Nikotinabhängigkeit als auch die psychischen Gewohnheiten zu überwinden. Verschiedene Therapieformen bieten Strategien, um Auslöser für Rauchverlangen zu identifizieren, alternative Bewältigungsmechanismen zu erlernen und die Motivation zur Abstinenz zu stärken. Entdecken Sie im Folgenden, welche therapeutische Methode am besten zu Ihnen passt.

Erfolgreiche Rauchentwöhnung erfordert oft einen multidisziplinären Ansatz, der verschiedene Therapieformen kombiniert, um sowohl die physische als auch die psychische Abhängigkeit zu behandeln.

Verhaltenstherapeutische Maßnahmen

Verhaltenstherapeutische Maßnahmen bieten eine Reihe von Strategien zur Rauchentwöhnung. Diese Strategien helfen, die Gedanken und Verhaltensweisen zu ändern, die mit dem Rauchen verbunden sind. So beinhaltet die kognitive Verhaltenstherapie (KVT) die Identifizierung von Auslösern für das Rauchverlangen und das Erlernen von Bewältigungsstrategien, um in diesen Situationen nicht zu rauchen [s46]. Ein Raucher könnte z.B. feststellen, dass Stress ein häufiger Auslöser ist. Durch KVT lernt er, mit Stresssituationen effektiver umzugehen, z.B. durch Entspannungstechniken oder Problemlösungsstrategien, anstatt zur Zigarette zu greifen. Ein weiterer Ansatz ist das Motivational Interviewing. Hierbei wird die Motivation des Rauchers zum Aufhören gestärkt, indem die Vor- und Nachteile des Rauchens abgewogen und eigene Ressourcen aktiviert werden [s46]. Achtsamkeitsbasierte Behandlungen fördern die bewusste Wahrnehmung von Gedanken und Gefühlen, ohne darauf zu reagieren [s46]. Dadurch kann der Raucher lernen, das Verlangen nach Zigaretten als vorübergehendes Gefühl zu akzeptieren, ohne ihm nachgeben zu müssen. Kontingenzmanagement ist eine weitere verhaltenstherapeutische Maßnahme, bei der positive Verstärkung eingesetzt wird, um die Abstinenz vom Rauchen zu fördern [s47]. Auch die Kombination von Verhaltenstherapie mit medikamentöser Unterstützung kann die Erfolgschancen erhöhen [s48]. So können Nikotinersatzpräparate oder andere Medikamente die körperlichen Entzugserscheinungen lindern, während die Verhaltenstherapie die psychische Abhängigkeit angeht. Die Unterstützung kann auf verschiedene Weisen erfolgen: persönlich, telefonisch, per SMS oder online [s48]. Gerade für Jugendliche zwischen 14 und 20 Jahren wird die Entwicklung spezifischer verhaltenstherapeutischer Interventionen gefördert [s47]. Auch für bestimmte Bevölkerungsgruppen, wie schwangere Frauen oder Angehörige ethnischer Minderheiten, gibt es

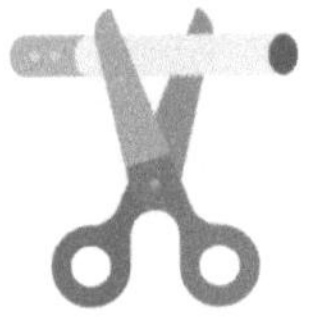

angepasste Programme [s47]. Für schwangere Frauen hat sich die Kombination von Anreizen und Verhaltenstherapie als besonders wirksam erwiesen [s46]. Technologiegestützte Interventionen, wie Apps oder Online-Programme, bieten eine zusätzliche Möglichkeit, die Rauchentwöhnung zu unterstützen und die Wahrscheinlichkeit des Erfolgs zu erhöhen [s46].

Gut zu wissen

Achtsamkeitsbasierte Behandlungen

Übungen zur Achtsamkeit helfen Rauchern, ihre Gedanken, Gefühle und Körperempfindungen im Zusammenhang mit dem Rauchverlangen bewusst wahrzunehmen, ohne zu urteilen oder zu reagieren. Dies kann dazu beitragen, das Verlangen zu kontrollieren und den Drang zu rauchen zu reduzieren.

Interventionen

Gezielte Maßnahmen und Programme, die entwickelt wurden, um Menschen bei der Rauchentwöhnung zu unterstützen. Sie können verschiedene therapeutische Ansätze, Medikamente und Unterstützungssysteme umfassen.

Kontingenzmanagement

Ein Verfahren, das positive Verstärkung nutzt, um die Abstinenz vom Rauchen zu belohnen. Durch Belohnungen für rauchfreie Perioden wird die Motivation zur Verhaltensänderung gesteigert.

Motivational Interviewing

Eine beratende Methode, die die Eigenmotivation des Patienten zur Rauchentwöhnung stärkt. Der Therapeut unterstützt den Patienten dabei, eigene Gründe für die Veränderung zu finden und Lösungswege zu entwickeln.

Wirksamkeit von Raucherentwöhnungstherapien

Wirksamkeit und Kosten verschiedener Raucherentwöhnungstherapien.

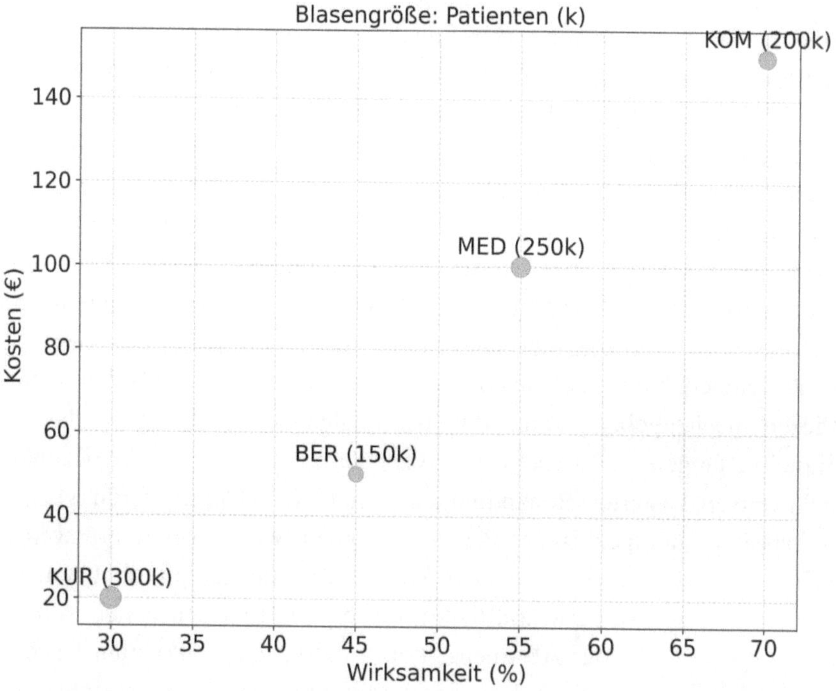

Blasengröße: Patienten (k)

BER: Beratung

KOM: Kombinationstherapie

KUR: Kurzintervention

MED: Medikation

Die Kombinationstherapie (Beratung und Medikation) scheint der effektivste Ansatz zu sein, obwohl sie auch die höchsten Kosten aufweist. Während die individuelle Beratung eine moderate Wirksamkeit zeigt, sind ihre Kosten relativ niedrig. Die Medikation allein bietet ein ausgewogenes Verhältnis zwischen Kosten und Wirksamkeit, und Kurzinterventionen sind zwar weniger effektiv, aber die kostengünstigste Option.

Neurotherapeutische Verfahren

Neurotherapeutische Verfahren gewinnen zunehmend an Bedeutung in der Behandlung von Tabakabhängigkeit. Diese Ansätze zielen auf die neuronalen Mechanismen ab, die der Sucht zugrunde liegen. So könnte unter anderem Cannabidiol (CBD) die Wahrnehmung von Raucheizen beeinflussen, indem es auf neurokognitive Prozesse einwirkt [s49]. Möglicherweise spielt dabei die Normalisierung von Anandamid durch Hemmung der Fettsäureamid-Hydrolase (FAAH) eine Rolle [s49]. Neben der medikamentösen Behandlung können auch spezifische psychotherapeutische Interventionen die neuronalen Prozesse beeinflussen. achtsamkeitsbasierte_behandlungen bieten hier eine Alternative zu herkömmlichen Gruppentherapien, mit vergleichbaren Erfolgsauten in Bezug auf langfristige Abstinenz [s50]. Das bewusste Wahrnehmen von suchtauslösenden Gefühlen und Gedanken, ohne diesen nachzugeben, kann die neuronalen Verknüpfungen, die das Rauchverlangen steuern, verändern. Die Wirksamkeit achtsamkeitsbasierter Behandlungen könnte in Zukunft durch gezielte Anpassung an spezifische Personengruppen weiter optimiert werden [s50]. Ein weiterer wichtiger Aspekt ist die Angstempfindlichkeit, die das Rückfallrisiko, insbesondere in den ersten Wochen der Abstinenz, erhöht [s51]. Daher könnten Raucher mit hoher Angstempfindlichkeit von spezialisierten Behandlungen profitieren, die Strategien zur Angstbewältigung vermitteln [s51]. Für die Entwicklung neuer Medikamente zur Raucherentwöhnung wurden effiziente Testverfahren entwickelt, die die Identifizierung wirksamer Substanzen beschleunigen [s52]. Diese Verfahren berücksichtigen die intrinsische Motivation der Teilnehmer, also den Wunsch, aus persönlichen Gründen mit dem Rauchen aufzuhören [s52]. Die Erkenntnisse aus der neurotherapeutischen Forschung tragen dazu bei, die Behandlungsansätze stetig zu

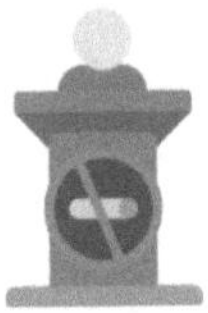

verbessern und individuell auf die Bedürfnisse der Betroffenen abzustimmen.

Gut zu wissen

Fettsäureamid-Hydrolase (FAAH)

Die Fettsäureamid-Hydrolase ist ein Enzym, das Anandamid abbaut. Durch die Hemmung dieses Enzyms kann die Konzentration von Anandamid im Gehirn erhöht werden, was möglicherweise zur Reduktion des Rauchverlangens beitragen kann.

Intrinsische Motivation

Intrinsische Motivation beschreibt den Wunsch, eine Handlung aus eigenem Antrieb und Interesse durchzuführen, im Gegensatz zu extrinsischer Motivation, die durch äußere Anreize gesteuert wird. Bei der Rauchentwöhnung ist die intrinsische Motivation ein wichtiger Faktor für den Erfolg.

Neurokognitive Prozesse

Neurokognitive Prozesse beschreiben die Vorgänge im Gehirn, die mit Wahrnehmung, Denken, Lernen und Gedächtnis zusammenhängen. Bei der Tabakabhängigkeit sind diese Prozesse verändert und tragen zum Suchtverhalten bei.

Neurotherapeutische Verfahren

Neurotherapeutische Verfahren nutzen Erkenntnisse über die Funktionsweise des Gehirns, um die Tabakabhängigkeit zu behandeln. Sie kombinieren oft medikamentöse und psychotherapeutische Ansätze, um die neuronalen Prozesse zu beeinflussen, die das Suchtverhalten steuern.

Neurotherapeutische Raucherentwöhnung Erfolgsraten

Erfolgsraten verschiedener neurotherapeutischer Interventionen zur Raucherentwöhnung im Zeitverlauf.

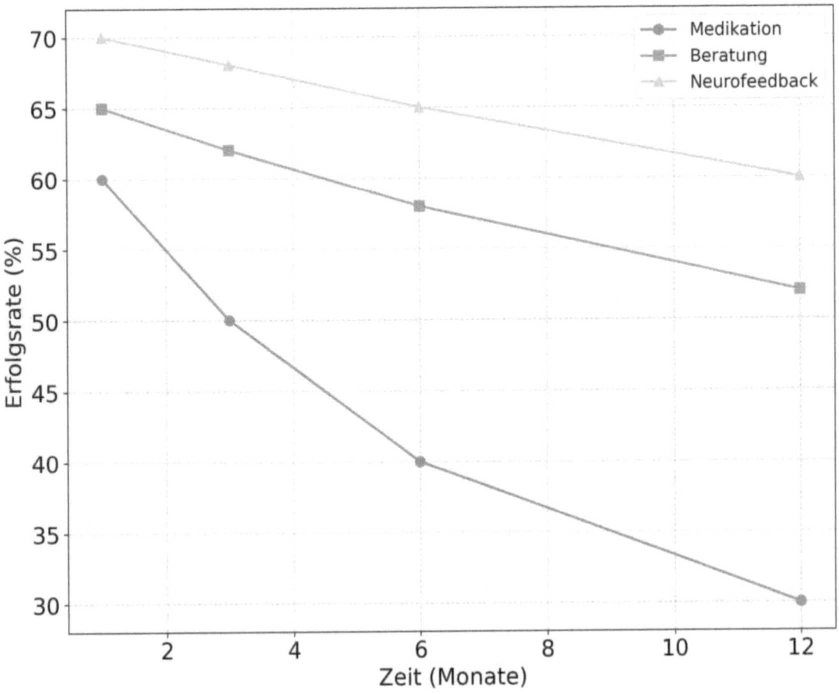

Während alle Interventionen einen gewissen anfänglichen Erfolg zeigen, weist Neurofeedback im Vergleich zu anderen Methoden langfristig eine nachhaltig höhere Erfolgsrate auf, was auf sein Potenzial für eine dauerhafte Raucherentwöhnung hindeutet.

Hypnosetherapie

Hypnosetherapie bietet einen weiteren Ansatz zur Tabakentwöhnung. Sie arbeitet mit Suggestionen im Zustand hypnotischer Trance, um das Rauchverhalten zu beeinflussen. Dabei können unterschiedliche Techniken zum Einsatz kommen, etwa die direkte Suggestion, bei der dem Klienten im Zustand der Trance vermittelt wird, dass er kein Verlangen mehr nach Zigaretten verspürt oder dass ihm das Rauchen nicht mehr schmeckt. Ein anderer Weg ist die indirekte Suggestion, welche mithilfe von Metaphern und Geschichten neue Denk- und Verhaltensmuster etablieren soll. So könnte dem Klienten die Geschichte eines Baumes erzählt werden, der seine alten, welken Blätter (die Zigaretten) abwirft, um Platz für neue, gesunde Triebe zu schaffen. Hypnose kann auch dabei helfen, die Ursachen für das Rauchverhalten zu identifizieren und alternative Bewältigungsstrategien zu entwickeln. Ein Raucher, der etwa in Stresssituationen zur Zigarette greift, könnte durch Hypnose lernen, mit Stress anders umzugehen und so das Bedürfnis nach Nikotin zu reduzieren. Die Wirksamkeit der Hypnosetherapie hängt unter anderem von der individuellen Suggestibilität des Klienten ab. [s53] Ähnlich wie achtsamkeitsbasierte Interventionen, kann Hypnose auch hilfreich sein, um nach einem Rückfall wieder abstinent zu werden. [s53] Die Kombination von Hypnose mit anderen Therapieformen kann die Erfolgsaussichten zusätzlich erhöhen.

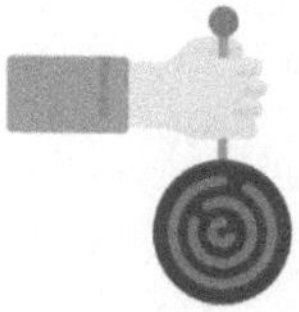

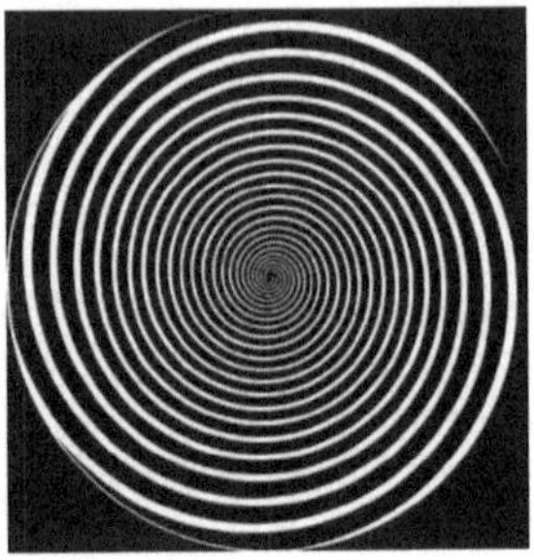

Hypnose [i9]

Gut zu wissen

Abstinent

Enthaltsam sein vom Konsum von Suchtmitteln, in diesem Fall Tabak. Abstinenz ist das Ziel der Rauchentwöhnung.

Achtsamkeitsbasierte Interventionen

Übungen und Techniken, die Achtsamkeit fördern, um das Bewusstsein für das Rauchverlangen und die damit verbundenen Emotionen zu schärfen. Dies kann Rauchern helfen, ihre Reaktionen auf das Verlangen besser zu kontrollieren und Rückfällen vorzubeugen.

Hypnotische Trance

Ein Zustand tiefer Entspannung und Konzentration, in dem die Suggestibilität erhöht ist und positive Veränderungen im Verhalten erleichtert werden können. In der Rauchentwöhnung können Suggestionen genutzt werden, um das Rauchverlangen zu mindern oder Aversionen gegen Zigaretten zu entwickeln.

Hypnose-Erfolgsquoten

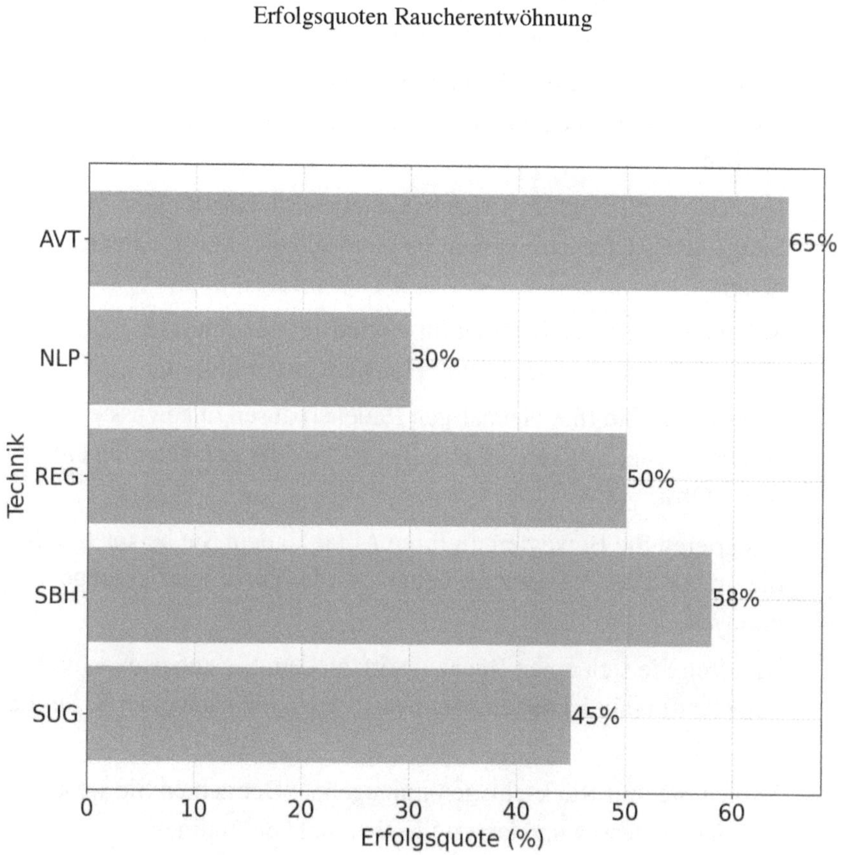

AVT: Aversionstherapie

NLP: NLP-Techniken

REG: Regression

SBH: Selbsthypnose

SUG: Suggestive Hypnose

Die Erfolgsquoten variieren stark je nach angewandter Hypnosetechnik. Suggestive Hypnose zeigt die höchste Erfolgsquote, während Selbsthypnose am unteren Ende liegt. Dies deutet darauf hin, dass die direkte Interaktion mit einem Therapeuten für viele erfolgsversprechender ist.

Konkrete Ratschläge

- Verbinden Sie Ihr Rauchentwöhnungsvorhaben mit einem anderen wichtigen Ziel, beispielsweise einer sportlichen Herausforderung.
- Entwickeln Sie ein persönliches Symbol für Ihre Rauchfreiheit und tragen Sie es bei sich, um sich Ihrer Entscheidung bewusst zu bleiben.
- Nutzen Sie die Kraft der Musik: Erstellen Sie eine Playlist mit Songs, die Sie motivieren und Ihnen in schwierigen Momenten Kraft geben.
- Schreiben Sie einen Brief an Ihr zukünftiges, rauchfreies Selbst, in dem Sie Ihre Erwartungen und Hoffnungen formulieren.
- Verwandeln Sie Ihre ehemaligen Raucherpausen in bewusste Genussrituale: Trinken Sie eine Tasse Tee oder genießen Sie ein Stück Obst.
- Integrieren Sie Bewegung in Ihren Alltag, indem Sie beispielsweise die Treppe statt des Aufzugs benutzen oder kurze Spaziergänge einlegen.
- Schaffen Sie sich einen Rückzugsort, an dem Sie entspannen und neue Kraft tanken können, wenn das Verlangen nach einer Zigarette aufkommt.
- Lernen Sie, mit Rückschlägen umzugehen: Betrachten Sie sie als Teil des Prozesses und lassen Sie sich nicht entmutigen.
- Feiern Sie Ihre rauchfreien Tage, indem Sie sich kleine Belohnungen gönnen, die nichts mit Essen oder Trinken zu tun haben.
- Entwickeln Sie ein Notfallset für akute Verlangensattacken, das beispielsweise Kaugummi, ein Stressball oder eine Duftlampe enthält.
- Visualisieren Sie das Nikotin als Fremdkörper, der Ihren Körper verlässt und stellen Sie sich vor, wie Sie immer stärker und gesünder werden.

2. 3 Naturheilkundliche Verfahren

Naturheilkundliche Verfahren bieten Rauchern zusätzliche Unterstützung auf dem Weg zur Tabakfreiheit. Akupunktur, Entspannungstechniken und Methoden wie Hypnotherapie zielen darauf ab, Entzugssymptome zu lindern und das Verlangen nach Nikotin zu reduzieren. Die Wirksamkeit dieser Verfahren wird jedoch unterschiedlich bewertet und sollte im Kontext eines umfassenden Entwöhnungsprogramms betrachtet werden. Erfahren Sie in diesem Kapitel mehr über die verschiedenen Möglichkeiten und finden Sie den passenden Ansatz für Ihren Weg in ein rauchfreies Leben.

Naturheilkundliche Verfahren zur Rauchentwöhnung, wie Akupunktur und Entspannungstechniken, sollten als ergänzende Unterstützung und nicht als alleinige Lösung betrachtet werden und in ein umfassendes Entwöhnungsprogramm integriert werden.

Akupunktur zur Entwöhnung

Akupunktur wird oft als ergänzende Therapie zur Raucherentwöhnung eingesetzt, mit dem Ziel, Entzugssymptome zu lindern und das Verlangen nach Nikotin zu reduzieren [s54] [s55] [s56]. Die Stimulation bestimmter Punkte am Körper, meist an der Ohrmuschel (aurikuläre Akupunktur), soll die Freisetzung von Endorphinen, Dopamin und Serotonin anregen [s56]. Diese neurotransmitter beeinflussen unter anderem die Stimmung, das Schmerzempfinden und das Belohnungssystem im Gehirn, welches durch Nikotin aktiviert wird. So könnte Akupunktur dazu beitragen, die mit dem Nikotinentzug verbundenen Symptome wie Nervosität, Reizbarkeit und Schlafstörungen zu mildern. Dennoch ist die Studienlage zur Wirksamkeit von Akupunktur bei der Raucherentwöhnung uneinheitlich [s54] [s57]. Während einige Studien eine kurzfristige positive Wirkung im Vergleich zu Placebo oder Scheinakupunktur zeigen, konnten diese Ergebnisse langfristig nicht bestätigt werden [s54]. Akupunktur scheint weniger effektiv zu sein als Nikotinersatztherapie oder psychologische Interventionen [s54]. Auch die Kombination mit anderen Therapien, wie der traditionellen chinesischen Medizin (TCM), zeigte zwar in einigen Studien eine verbesserte Wirksamkeit, die methodische Qualität vieler dieser Studien

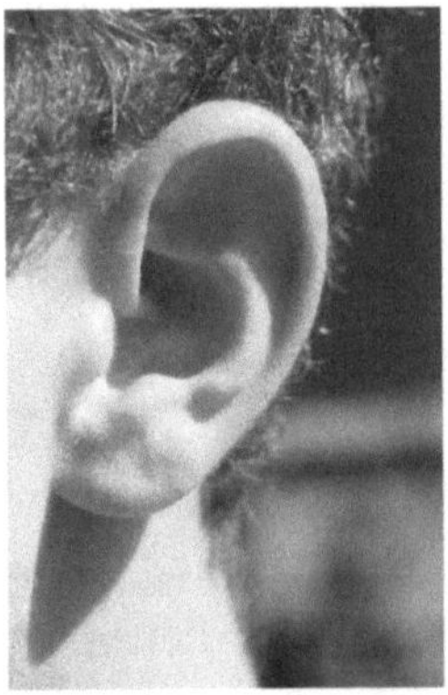

Ohrmuschel [i10]

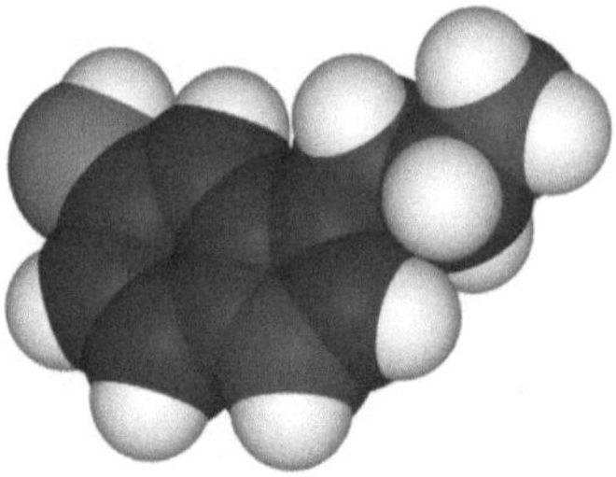

Serotonin [i11]

wird jedoch als niedrig eingestuft [s58]. So zeigte sich in einer Untersuchung, dass die Abstinenzrate bei TCM-Interventionen im Vergleich zu Placebo insbesondere zwischen 6 Monaten und einem Jahr höher war [s58]. Trotzdem sollten Raucher, die Akupunktur in Erwägung ziehen, realistische Erwartungen haben und die Methode eher als zusätzliche Unterstützung im Rahmen eines umfassenden Entwöhnungsprogramms betrachten, nicht als alleinige Lösung. Vergleichen Sie es mit Physiotherapie nach einer Verletzung: Sie kann die Heilung unterstützen, ersetzt aber nicht unbedingt andere notwendige Maßnahmen. Die Behandlungsergebnisse in Gruppen, die alternative Behandlungen erhielten, waren in einigen Studien signifikant niedriger als bei anderen Methoden [s59]. Schwerwiegende Nebenwirkungen wurden im Zusammenhang mit Akupunktur nicht berichtet [s58].

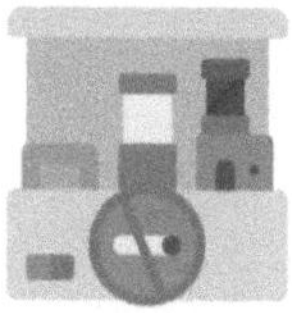

Akupunktur zur Raucherentwöhnung: Erfolgsraten nach Akupunkturpunkt

Vergleich der Aufhörraten verschiedener Akupunkturpunkte

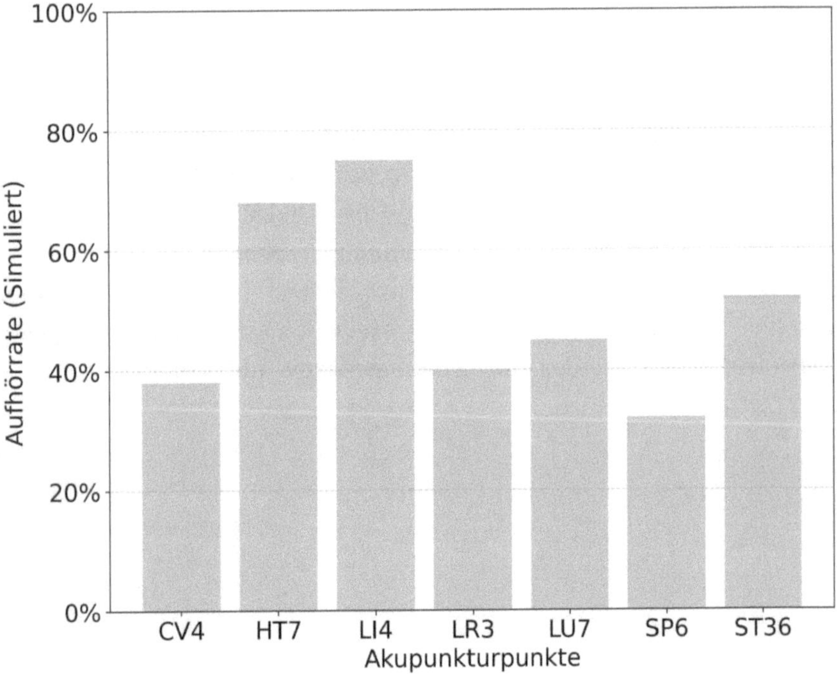

CV4: Konzeptionsgefäß 4 (Guanyuan)

HT7: Herz 7 (Shenmen)

LI4: Dickdarm 4 (Hegu)

LR3: Leber 3 (Taichong)

LU7: Lunge 7 (Lieque)

SP6: Milz 6 (Sanyinjiao)

ST36: Magen 36 (Zusanli)

Während alle Akupunkturpunkte eine gewisse Wirksamkeit zeigen, weisen LI4 und HT7 deutlich höhere Erfolgsraten bei der Raucherentwöhnung auf als die anderen. Dies deutet darauf hin, dass diese Punkte besonders vorteilhaft für die Behandlung von Nikotinabhängigkeit sein könnten. Allerdings können individuelle Reaktionen auf Akupunktur variieren, und weitere Forschung ist erforderlich, um diese Ergebnisse zu bestätigen und optimale Behandlungsprotokolle zu entwickeln.

Entspannungstechniken

Entspannungstechniken können wertvolle Werkzeuge im Prozess der Tabakentwöhnung sein, indem sie helfen, die durch den Nikotinentzug entstehenden körperlichen und psychischen Begleiterscheinungen zu bewältigen. Besonders wirksam erscheinen dabei Methoden, die auf Achtsamkeit basieren. Achtsamkeitsmeditation zielt darauf ab, die Aufmerksamkeit auf den gegenwärtigen Moment zu lenken, ohne die aufkommenden Gedanken und Gefühle zu bewerten. So kann die Wahrnehmung von Entzugssymptomen, wie Unruhe oder starkem Verlangen nach Zigaretten, verändert werden, ohne dass der Betroffene in einen Kreislauf negativer Gedanken und Emotionen gerät [s60] [s61]. Ähnliche Effekte werden auch durch Yoga erzielt. Die Kombination aus körperlichen Übungen, Atemtechniken und Meditation fördert nicht nur die körperliche Gesundheit, sondern kann auch Stress reduzieren und so den mit dem Entzug verbundenen Belastungen entgegenwirken [s62]. Durch regelmäßiges Üben kann die Selbstwahrnehmung verbessert und Impulse, die zu einem Rückfall führen könnten, besser kontrolliert werden [s62]. Ergänzend dazu kann die Kognitive Verhaltenstherapie (KVT) eingesetzt werden, um Auslöser für das Rauchverlangen zu identifizieren und alternative Verhaltensweisen zu entwickeln [s60]. Ein Beispiel hierfür wäre, in Stresssituationen, die früher zum Griff zur Zigarette führten, stattdessen eine kurze Atemübung durchzuführen. Hypnotherapie und die Akzeptanz- und Commitment-Therapie (ACT) sind weitere Verfahren, die im Kontext der Rauchentwöhnung Anwendung finden [s63] [s61]. Während Hypnotherapie versucht, unbewusste Prozesse zu beeinflussen, unterstützt ACT den Patienten dabei, schwierige Gefühle und Gedanken zu akzeptieren, ohne sich von ihnen überwältigen zu lassen. Obwohl die Studienlage zur Wirksamkeit dieser Methoden uneinheitlich ist, können sie für manche Betroffene eine sinnvolle Ergänzung zu anderen Maßnahmen darstellen. So

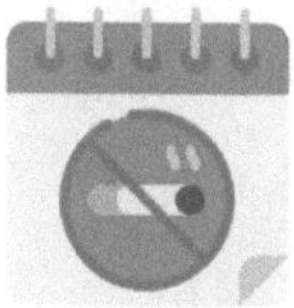

können Entspannungstechniken in ein umfassendes Entwöhnungsprogramm integriert werden, um die Erfolgschancen zu erhöhen. Wichtig ist, dass die gewählte Methode zu den individuellen Bedürfnissen und Vorlieben passt.

Gut zu wissen

Achtsamkeitsmeditation

Bei der Achtsamkeitsmeditation konzentriert man sich auf das Hier und Jetzt. Man achtet auf seine Gedanken, Gefühle und Körperempfindungen, ohne sie zu bewerten. Das kann helfen, das Verlangen nach Zigaretten zu reduzieren und mit den Entzugssymptomen besser umzugehen.

Akzeptanz- und Commitment-Therapie

Die Akzeptanz- und Commitment-Therapie hilft, schwierige Gefühle und Gedanken im Zusammenhang mit der Rauchentwöhnung zu akzeptieren, anstatt gegen sie anzukämpfen. Man lernt, sich auf seine Werte zu konzentrieren und sein Verhalten entsprechend auszurichten.

Hypnotherapie

Die Hypnotherapie nutzt Hypnose, um unbewusste Prozesse zu beeinflussen, die das Rauchverhalten steuern. Sie kann die Motivation zur Rauchentwöhnung stärken und das Verlangen nach Zigaretten reduzieren.

Entspannungstechniken zur Raucherentwöhnung

Verteilung der Entspannungsmethoden zur Raucherentwöhnung.

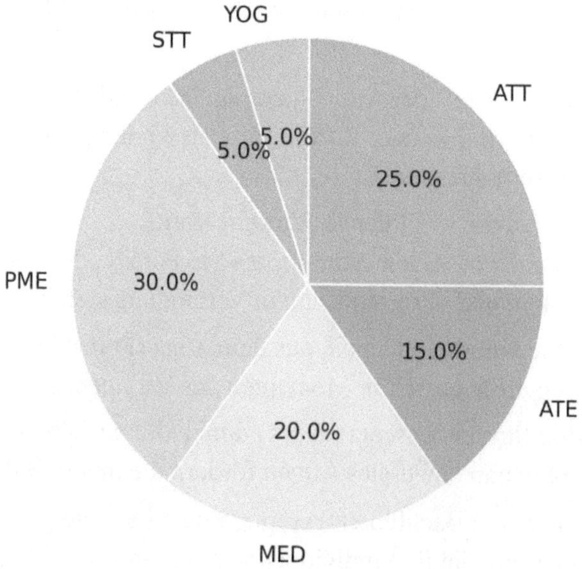

ATE: Atemübungen
ATT: Autogenes Training
MED: Meditation und Achtsamkeit
PME: Progressive Muskelentspannung
STT: Sonstige Techniken
YOG: Yoga und Tai Chi

Progressive Muskelentspannung und Autogenes Training stellen den größten Anteil der genutzten Techniken dar, was eine Präferenz für strukturierte körperbezogene Entspannung nahelegt. Achtsamkeit und Atemübungen haben ebenfalls einen bedeutenden Anteil, was die Wichtigkeit von Gegenwartsbewusstsein und Atemkontrolle bei der Bewältigung von Verlangen zeigt. Während andere Techniken wie Yoga und Tai Chi auch einen Beitrag leisten, deutet ihre geringere Repräsentation möglicherweise auf eine niedrigere Zugänglichkeit oder Attraktivität für diese spezifische Gruppe hin.

Konkrete Ratschläge

- Integrieren Sie die Traditionelle Chinesische Medizin (TCM) ganzheitlich: Berücksichtigen Sie neben Akupunktur auch Kräutertherapie und Ernährung nach den fünf Elementen.
- Erstellen Sie einen individuellen Kräutertee-Plan mit beruhigenden und ausgleichenden Kräutern wie Melisse, Baldrian oder Passionsblume.
- Nutzen Sie die Kraft der Aromatherapie: Verwenden Sie ätherische Öle wie Pfefferminze oder Zitrone, um das Verlangen nach Zigaretten zu reduzieren.
- Entdecken Sie die wohltuende Wirkung von Fußreflexzonenmassagen: Stimulieren Sie Punkte, die mit dem Nervensystem und der Entgiftung in Verbindung stehen.
- Erlernen Sie eine Atemtechnik aus dem Yoga (Pranayama) und wenden Sie diese gezielt in Momenten des Verlangens an.
- Stärken Sie Ihre Lebensenergie (Qi) durch Qigong-Übungen: Sanfte Bewegungen und bewusstes Atmen fördern die innere Balance.
- Probieren Sie die Bachblütentherapie: Finden Sie die passenden Blütenessenzen, die Ihre individuellen emotionalen Bedürfnisse unterstützen.
- Entdecken Sie die Kraft der Selbstheilung durch Reiki: Die Energiearbeit kann Blockaden lösen und Ihre Selbstregulation stärken.
- Wenden Sie die Schröpfkopfmassage an, um die Durchblutung zu fördern und den Körper bei der Entgiftung zu unterstützen.
- Nutzen Sie die Heilkraft der Natur: Stellen Sie sich eine individuelle Kräutermischung für ein entspannendes Bad zusammen.

Rückblick - 2. Methoden der Rauchentwöhnung

Der Weg zur Rauchfreiheit ist individuell und erfordert eine Strategie, die zu Ihren persönlichen Bedürfnissen und Gewohnheiten passt. Verschiedene Methoden bieten Unterstützung, von Nikotinersatztherapien, die körperliche Entzugserscheinungen lindern, über verhaltenstherapeutische Ansätze, die Ihnen helfen, mit dem Rauchverlangen umzugehen, bis hin zu alternativen Verfahren wie Akupunktur oder Entspannungstechniken. Die Wahl der richtigen Methode hängt von Faktoren wie dem Grad Ihrer Nikotinabhängigkeit, Ihrem psychischen Befinden und Ihren persönlichen Präferenzen ab. Ein wichtiger erster Schritt ist die ehrliche Selbstreflexion: Was sind Ihre Rauchgewohnheiten, welche Situationen lösen Ihr Verlangen aus und welche emotionalen Bedürfnisse versuchen Sie durch das Rauchen zu befriedigen?

Nikotinersatzprodukte wie Pflaster, Kaugummis oder Lutschtabletten können Ihnen helfen, die ersten Tage und Wochen der Entwöhnung zu überstehen, indem sie den körperlichen Entzug mildern. Ergänzend dazu sollten Sie verhaltenstherapeutische Strategien in Betracht ziehen. Identifizieren Sie Ihre persönlichen Rauchauslöser, beispielsweise Stress, Langeweile oder soziale Situationen und entwickeln Sie alternative Verhaltensweisen. Statt zur Zigarette zu greifen, könnten Sie einen Spaziergang machen, ein Buch lesen oder sich mit Freunden treffen. Achtsamkeitsübungen können Ihnen helfen, das Rauchverlangen bewusster wahrzunehmen und zu akzeptieren, ohne ihm nachgeben zu müssen. Visualisieren Sie Ihr rauchfreies Leben und konzentrieren Sie sich auf die positiven Aspekte der Rauchfreiheit, wie verbesserte Gesundheit, mehr Energie und finanzielle Einsparungen.

Verschreibungspflichtige Medikamente können eine weitere Option sein, insbesondere wenn Sie stark nikotinabhängig sind oder unter psychischen Begleiterkrankungen leiden. Besprechen Sie die verschiedenen Möglichkeiten mit Ihrem Arzt, um die für Sie geeignetste Therapie zu finden. Auch alternative Methoden wie Akupunktur oder Hypnosetherapie können unterstützend wirken, indem sie Entspannung fördern und das Rauchverlangen reduzieren. Beachten Sie jedoch, dass die wissenschaftliche Evidenz für diese Verfahren weniger stark ausgeprägt ist als für die etablierten Methoden. Integrieren Sie Entspannungstechniken wie Yoga, Meditation oder progressive Muskelentspannung in Ihren Alltag, um Stress abzubauen und Ihre Widerstandsfähigkeit gegenüber dem Rauchverlangen zu stärken.

Die Rauchentwöhnung ist ein Prozess, der Zeit, Geduld und Ausdauer erfordert. Rückschläge gehören dazu und sollten Sie nicht entmutigen. Analysieren Sie die Situation, die zum Rückfall geführt hat, lernen Sie daraus und passen Sie Ihre Strategie gegebenenfalls an. Suchen Sie sich Unterstützung bei Freunden, Familie oder Selbsthilfegruppen. Scheuen Sie sich nicht, professionelle Hilfe in Anspruch zu nehmen, wenn Sie alleine nicht weiterkommen. Der Weg zur Rauchfreiheit mag herausfordernd sein, aber er ist lohnend. Investieren Sie in Ihre Gesundheit und Ihr Wohlbefinden – Sie werden es nicht bereuen!

3. Rauchfrei im Alltag

Wie meistern Menschen den Alltag, nachdem sie den Zigaretten den Rücken gekehrt haben? Der Weg in ein rauchfreies Leben führt durch viele alltägliche Situationen, die früher fest mit dem Rauchen verbunden waren. Dabei spielen nicht nur persönliche Gewohnheiten eine Rolle, sondern auch das Verhalten von Familie, Freunden und Kollegen. Mit den richtigen Strategien verwandeln sich diese scheinbaren Hürden in Chancen für einen gesunden Neuanfang. In diesem Kapitel erfahren Sie, wie Sie Ihr Leben Schritt für Schritt umgestalten - und dabei stärker werden, als Sie denken.

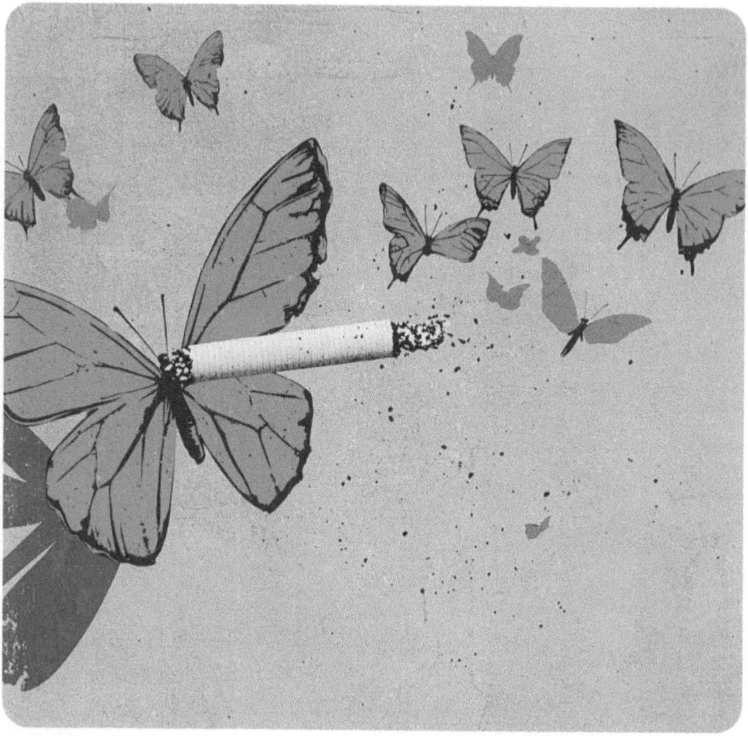

3. 1 Bewältigungsstrategien

Der Alltag stellt Ex-Raucher vor zahlreiche Herausforderungen. Stress, Gewohnheiten und soziale Situationen können das Verlangen nach Zigaretten wieder entfachen. Erfolgreiche Bewältigungsstrategien sind daher essenziell für eine dauerhafte Rauchfreiheit. Dieser Abschnitt bietet Ihnen praxisnahe Methoden, um diese Hürden zu überwinden und Rückfällen vorzubeugen. Entdecken Sie, wie Sie Ihr Leben rauchfrei gestalten und Ihre neu gewonnene Freiheit genießen können.

Der effektivste Weg, langfristig rauchfrei zu bleiben, besteht darin, verschiedene Bewältigungsstrategien zu kombinieren und auf individuelle Bedürfnisse anzupassen.

Stressmanagement ohne Zigaretten

Stress ist für viele Raucher ein vermeintlicher Begleiter im Alltag und die Zigarette eine vermeintliche Bewältigungsstrategie. Doch Nikotin verstärkt Stress [s64]. Eine Rauchentwöhnung kann zu einer Verbesserung der psychischen Gesundheit und einer Reduktion von Stresssymptomen beitragen [s64]. Daher ist es wichtig, alternative Strategien zu entwickeln, um Stress ohne Zigaretten zu bewältigen. Kognitive Verhaltenstherapie (kvt) hilft, negative Gedanken- und Verhaltensmuster, die Stress auslösen oder verstärken, zu erkennen und zu verändern [s65] [s66]. Ein fester Bestandteil der KVT sind Problemlösungs- und Bewältigungsfähigkeiten [s66]. Statt zur Zigarette zu greifen, wenn eine stressige Situation auftritt, lernt man, die Situation zu analysieren und konstruktive Lösungen zu finden. Genauso hilfreich sind Entspannungstechniken wie Atemübungen [s67]. Tiefes Ein- und Ausatmen kann körperliche Stressreaktionen reduzieren und so zu mehr Ruhe und Gelassenheit führen. Achtsamkeitstraining ergänzt diese Strategien, indem es die bewusste Wahrnehmung von Gedanken und Gefühlen fördert [s65] [s68] [s66]. Anstatt impulsiv auf Stress mit dem Griff zur Zigarette zu reagieren, lernt man, die Emotionen zu akzeptieren und ihnen nicht-wertend zu begegnen. Soziale Unterstützung [s67] durch Freunde, Familie oder Selbsthilfegruppen [s69] kann ebenfalls den Rauchstopp und das Stressmanagement erleichtern.

Der Austausch mit anderen, die ähnliche Erfahrungen machen, stärkt die Motivation und bietet die Möglichkeit, von den Bewältigungsstrategien anderer zu lernen. Zusätzlich können technologiebasierte Interventionen, wie Apps oder Online-Programme, die im Alltag unterstützen [s65] [s66]. Sie bieten jederzeit Zugriff auf Übungen, Informationen und Motivationshilfen. Die Kombination verschiedener Strategien ist oft der effektivste Weg, um Stress langfristig ohne Zigaretten zu bewältigen und einen Rückfall zu vermeiden. Wer beispielsweise merkt, dass der Stress im Job zunimmt, kann eine Atemübung machen und anschließend mit einem Freund über die Situation sprechen, anstatt zur Zigarette zu greifen.

Effektivität von Stressbewältigungsstrategien

Wirksamkeit von Strategien gegen Stress.

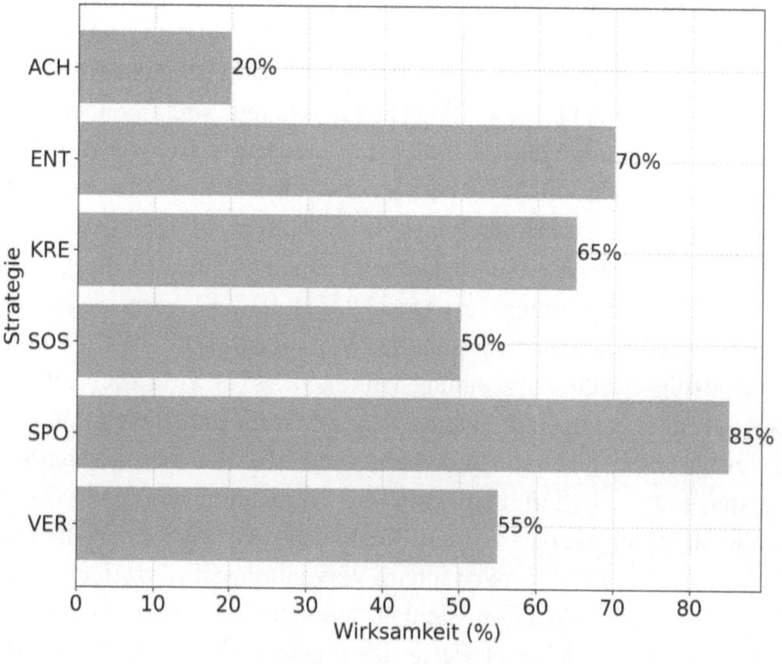

ACH: Achtsamkeit

ENT: Entspannung

KRE: Kreativität

SOS: Soz. Kontakt

SPO: Sport

VER: Vermeidung

Das horizontale Balkendiagramm veranschaulicht die Effektivität verschiedener Stressbewältigungsstrategien. Entspannungstechniken zeigen die höchste Wirksamkeit, gefolgt von körperlicher Aktivität und sozialer Unterstützung. Achtsamkeitsübungen und kreative Tätigkeiten weisen eine moderate Wirksamkeit auf, während das Vermeiden von Stresssituationen die geringste Effektivität zeigt. Dies deutet darauf hin, dass aktive Bewältigungsstrategien im Vergleich zur Vermeidung effektiver sind.

Ersatzhandlungen entwickeln

Ersatzhandlungen sind zentrale Elemente im Prozess der Tabakentwöhnung. Sie helfen, die Gewohnheit des Rauchens durch neue, gesunde Verhaltensweisen zu ersetzen. Entscheidend ist, die persönlichen Auslöser für das Rauchen zu erkennen: Wann greift man üblicherweise zur Zigarette? Ist es Stress, Langeweile, soziale Situationen oder einfach die Gewohnheit nach dem Essen? [s70] Sobald diese Trigger identifiziert sind, können gezielt alternative Handlungen entwickelt werden. Bei Stress kann beispielsweise ein Spaziergang an der frischen Luft, eine kurze Meditation oder das Hören von Musik helfen. In Gesellschaft kann Kaugummi kauen oder ein zuckerfreies Bonbon lutschen die gewohnte Hand-zu-Mund-Bewegung ersetzen. [s71] [s70] Auch regelmäßige Bewegung reduziert nachweislich das Verlangen nach Nikotin und kann so zur erfolgreichen Entwöhnung beitragen. [s72] Zusätzlich zu diesen individuellen Strategien bieten sich Gruppentherapien an. Der Austausch mit anderen Rauchern und Ex-Rauchern schafft ein unterstützendes Umfeld und kann die Motivation stärken. [s73] Die Kombination aus verschiedenen Methoden, wie Nikotinersatztherapie und Verhaltensinterventionen, steigert die Erfolgsaussichten zusätzlich. [s71] [s70] So kann beispielsweise die Einnahme von Nikotinpräparaten mit einer Teilnahme an einer Gruppentherapie und regelmäßigem Sport kombiniert werden, um sowohl die körperlichen als auch die psychischen Aspekte der Abhängigkeit anzugehen. Achtsamkeitsübungen helfen, Gedanken und Gefühle, die zum Rauchen führen, bewusster wahrzunehmen und so den Griff zur Zigarette zu vermeiden. [s74] Indem man lernt, diese Emotionen nicht-wertend zu beobachten, fällt es leichter, nicht impulsiv zu reagieren und stattdessen auf die erlernten Ersatzhandlungen zurückzugreifen. So entsteht mit der Zeit ein neues Verhaltensrepertoire, das die alte Gewohnheit des Rauchens nachhaltig ersetzt und die Lebensqualität verbessert. [s75]

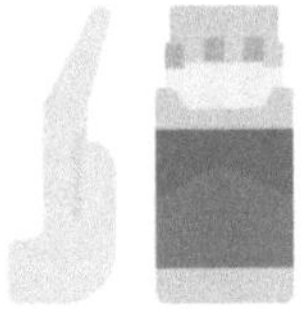

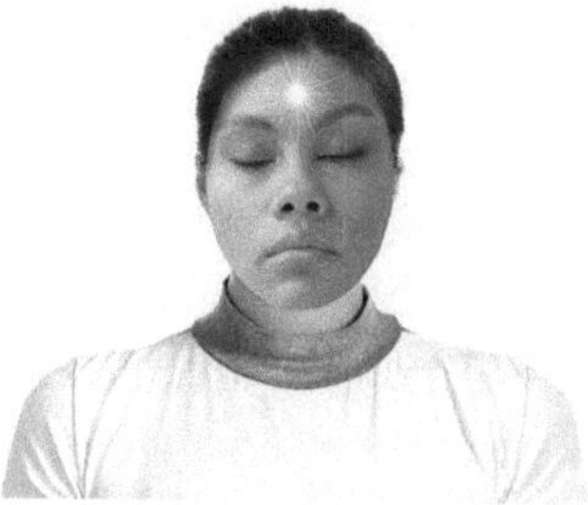

Meditation [i12]

Gut zu wissen

Achtsamkeitsübungen

Achtsamkeitsübungen unterstützen die Rauchentwöhnung, indem sie die Wahrnehmung von Gefühlen und Körperempfindungen schulen. Dadurch wird das Verlangen nach einer Zigarette bewusster erkannt und kann leichter kontrolliert werden. Achtsamkeit hilft, im gegenwärtigen Moment zu bleiben und nicht den automatischen Impulsen zum Rauchen nachzugeben.

Meditation

Meditation kann als Ersatzhandlung eingesetzt werden, um in stressigen Situationen, die sonst zum Rauchen führen würden, Ruhe und Entspannung zu finden. Sie hilft, den Fokus vom Verlangen nach Nikotin wegzulenken und neue Bewältigungsmechanismen zu entwickeln.

Verhaltensintervention

Verhaltensinterventionen sind therapeutische Maßnahmen, die darauf abzielen, ungünstige Verhaltensmuster, wie das Rauchen, zu verändern. Sie helfen, Auslöser zu identifizieren, neue Bewältigungsstrategien zu erlernen und Rückfällen vorzubeugen. Im Kontext der Rauchentwöhnung können sie beispielsweise den Umgang mit Stress und Verlangen nach Nikotin verbessern.

Effektive Bewältigungsstrategien zur Raucherentwöhnung

Verteilung erfolgreicher Bewältigungsstrategien während der Raucherentwöhnung.

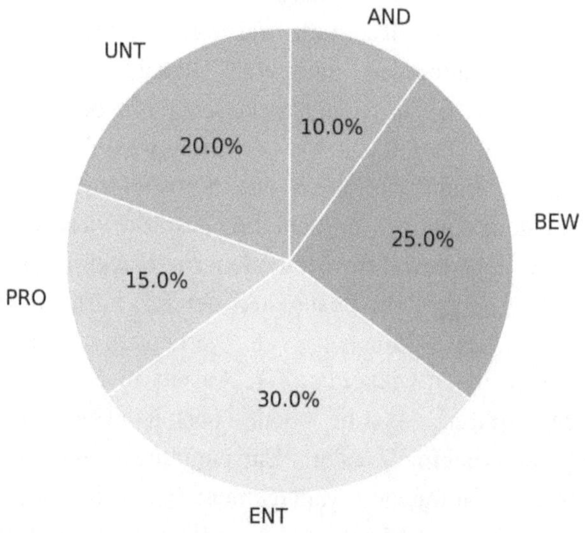

AND: Andere Strategien (z.B. Hobbys, Ablenkungen)
BEW: Bewegung (z.B. Sport, Spaziergänge)
ENT: Entspannungstechniken (z.B. Meditation, tiefes Atmen)
PRO: Professionelle Hilfe (z.B. Therapie, Beratung)
UNT: Unterstützungssysteme (z.B. Familie, Freunde, Selbsthilfegruppen)

Die Daten unterstreichen die Bedeutung verschiedener Bewältigungsmechanismen für die Raucherentwöhnung. Während körperliche Aktivitäten und Entspannungstechniken entscheidend sind, sind auch die Einbindung von Unterstützungssystemen und professionelle Hilfe gleichermaßen wichtig. Dies betont die Notwendigkeit eines ganzheitlichen Ansatzes zur Raucherentwöhnung, der individuelle Strategien mit externer Unterstützung kombiniert.

Risikosituationen meistern

Risikosituationen, die einen Rückfall in alte Rauchgewohnheiten begünstigen, lassen sich durch gezielte Strategien erfolgreich bewältigen. Wie Studien zeigen, kann Yoga Stress und negative Emotionen reduzieren, was die Wahrscheinlichkeit eines Rückfalls verringert [s76]. Die beruhigende Wirkung von Yogaübungen unterstützt dabei, in herausfordernden Momenten Ruhe zu bewahren und gelassener mit dem Verlangen nach Nikotin umzugehen. Durch die Kombination von Yoga mit kognitiver Verhaltenstherapie kann zusätzlich das Selbstvertrauen in die eigene Fähigkeit, mit dem Rauchen aufzuhören, gestärkt werden [s76]. Neben Yoga gibt es weitere bewährte Methoden zur Rückfallprävention (RP). Die funktionale Analyse, ein Bestandteil der RP, hilft, die individuellen Auslöser für das Rauchen zu erkennen und alternative Verhaltensweisen zu entwickeln [s77]. Anstatt in Stresssituationen zur Zigarette zu greifen, könnte man beispielsweise einen kurzen Spaziergang unternehmen oder Entspannungstechniken anwenden. Zusätzlich bietet Contingency Management (CM) die Möglichkeit, sich für rauchfreie Zeiten selbst zu belohnen, was die Motivation zusätzlich steigert [s77]. Eine weitere wichtige Strategie ist das Motivational Interviewing (MI), das die eigene Motivation zur Rauchentwöhnung stärkt und im Umgang mit Ambivalenz unterstützt [s77]. So kann man beispielsweise die Vorteile eines rauchfreien Lebens visualisieren und sich bewusst machen, warum man sich für diesen Weg entschieden hat. Die Kombination verschiedener Ansätze, wie Yoga, RP, CM und MI, bietet somit ein umfassendes Werkzeug, um Risikosituationen effektiv zu meistern und langfristig rauchfrei zu bleiben.

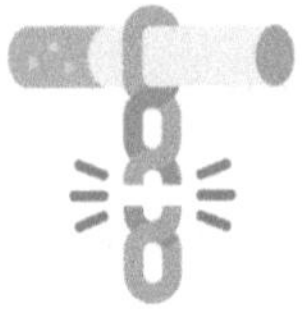

Gut zu wissen

Contingency Management

Contingency Management ist ein verhaltenstherapeutischer Ansatz, bei dem positive Verhaltensänderungen, wie z.B. die Abstinenz vom Rauchen, durch Belohnungen verstärkt werden. Dies kann die Motivation zur Rauchentwöhnung steigern und die Wahrscheinlichkeit eines langfristigen Erfolgs erhöhen.

Funktionale Analyse

Die funktionale Analyse ist ein Verfahren, das dabei hilft, die individuellen Auslöser und aufrechterhaltenden Faktoren des Rauchens zu identifizieren. Durch die Analyse des Zusammenhangs zwischen Rauchen und bestimmten Situationen, Gefühlen oder Gedanken können gezielte Strategien zur Verhaltensänderung entwickelt werden.

Kognitive Verhaltenstherapie

Die kognitive Verhaltenstherapie hilft, negative Gedankenmuster und Verhaltensweisen, die mit dem Rauchen verbunden sind, zu erkennen und zu verändern. Sie unterstützt die Entwicklung neuer Bewältigungsstrategien für schwierige Situationen und stärkt das Selbstvertrauen im Umgang mit dem Rauchverlangen.

Risikosituationen bei der Raucherentwöhnung

Häufigkeit und Schweregrad von Risikosituationen während der Raucherentwöhnung.

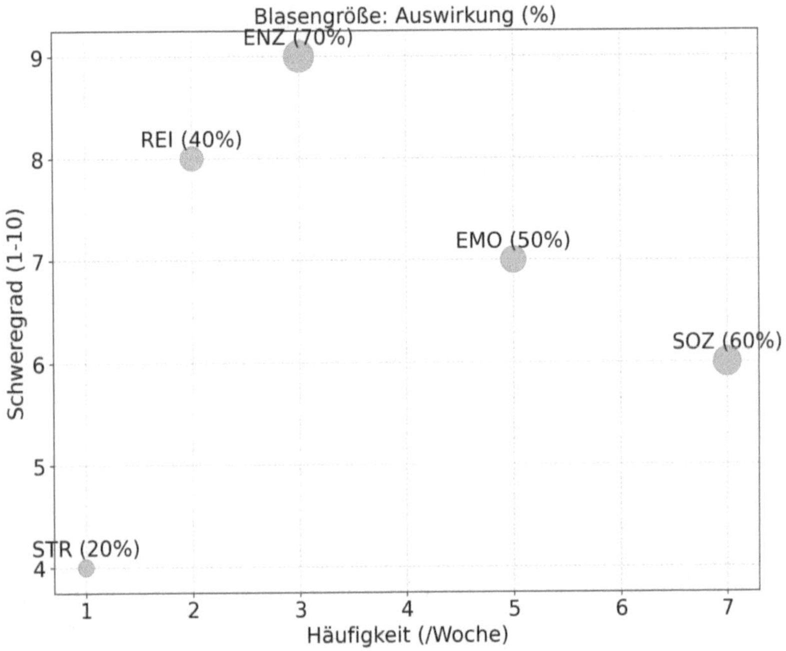

Blasengröße: Auswirkung ((%))

EMO: Emotionale Auslöser

ENZ: Entzugssymptome

REI: Rauchreize

SOZ: Soziale Ereignisse

STR: Stress

Das Blasendiagramm zeigt eine Korrelation zwischen der Häufigkeit und dem Schweregrad von Risikosituationen während der Raucherentwöhnung. Situationen mit sozialen Ereignissen sind häufig und können eine moderate Herausforderung darstellen. Entzugssymptome, obwohl weniger häufig, weisen einen hohen Schweregrad auf und müssen dringend behandelt werden. Emotionale Auslöser sind mäßig häufig und schwerwiegend, was auf die Notwendigkeit von Strategien zur emotionalen Regulation hinweist. Die Exposition gegenüber Rauchreizen ist zwar weniger häufig als soziale Ereignisse, kann aber für einige Personen sehr schwerwiegend sein.

Konkrete Ratschläge

- Verwandeln Sie Ihre Rauchpausen in bewusste Mikroabenteuer: Erkunden Sie Ihre Umgebung, entdecken Sie neue Wege oder beobachten Sie die Natur.
- Richten Sie sich einen "Sinneskoffer" ein: Befüllen Sie ihn mit Objekten, die Ihre Sinne ansprechen – Duftkerzen, weiche Stoffe, Musik.
- Schreiben Sie Ihre Gedanken und Gefühle zum Rauchverlangen auf: Das Aufschreiben hilft, die Emotionen zu verarbeiten und Abstand zu gewinnen.
- Entwickeln Sie ein persönliches Rauchfrei-Ritual: Zünden Sie beispielsweise eine Kerze an und sprechen Sie einen positiven Satz.
- Verändern Sie Ihre gewohnten Bewegungsabläufe: Gehen Sie beim Telefonieren im Raum umher oder wippen Sie mit dem Fuß.
- Nutzen Sie die Zeit, die Sie durch den Rauchstopp gewinnen, für etwas, das Ihnen wirklich Freude bereitet, zum Beispiel lesen oder musizieren.
- Stellen Sie sich in herausfordernden Momenten die Frage: "Was würde mein zukünftiges, rauchfreies Ich jetzt tun?"
- Verbinden Sie Ihre Rauchfreiheit mit einem sozialen Engagement: Engagieren Sie sich beispielsweise für den Umweltschutz.
- Träumen Sie groß und setzen Sie sich ein langfristiges Ziel, das Sie durch die eingesparten Zigarettengelder finanzieren können.
- Entwickeln Sie eine "Rauchfrei-Challenge" mit Freunden oder Familie und motivieren Sie sich gegenseitig.
- Sammeln Sie positive Botschaften und Zitate zum Thema Rauchfreiheit und lesen Sie sie regelmäßig.

3. 2 Soziales Umfeld

Ihr soziales Umfeld beeinflusst Ihren Rauchstopp maßgeblich. Harmonische Beziehungen und Unterstützung durch Familie und Freunde stärken Ihre Motivation und helfen, Herausforderungen zu bewältigen. Gleichzeitig können negative Einflüsse, wie Gruppenzwang oder Konflikte, den Weg zur Rauchfreiheit erschweren. Dieses Kapitel beleuchtet die Chancen und Risiken Ihres sozialen Umfelds und zeigt Ihnen, wie Sie soziale Dynamiken für Ihren Rauchstopp nutzen können. Machen Sie sich Ihr Umfeld zum Verbündeten!

Ein unterstützendes soziales Umfeld wirkt wie ein Schutzschild gegen die Belastungen der Rauchentwöhnung.

Unterstützung durch Familie

Familiäre Unterstützung ist ein wichtiger Faktor für den Erfolg einer Rauchentwöhnung. Positive soziale Beziehungen, besonders innerhalb der Familie, fördern die psychische Gesundheit und reduzieren Stress [s78]. Diese Unterstützung wirkt sich positiv auf gesundheitsfördernde Verhaltensweisen aus, während familiärer Stress die Gesundheit negativ beeinflussen kann [s78]. Konkret bedeutet das, dass ein harmonisches Familienumfeld und aktive Unterstützung durch Angehörige die Chancen auf eine erfolgreiche Rauchentwöhnung erhöhen. Ein unterstützendes Umfeld kann so als eine Art Schutzschild gegen die Belastungen des Entzugs wirken. Familiäre Unterstützung kann viele Formen annehmen. Sie reicht von emotionaler Unterstützung – Zuwendung, Verständnis und Ermutigung – über praktische Hilfe bis hin zu Informationen über Sucht und Behandlungsmöglichkeiten [s79] [s80]. So können Familienmitglieder beispielsweise den Rauchstopp aktiv mittragen, indem sie selbst nicht rauchen, Rauchutensilien aus dem gemeinsamen Haushalt entfernen oder gemeinsam Strategien zur Bewältigung von Heißhungerattacken entwickeln. Angehörige können den Betroffenen auch dabei unterstützen, alternative Beschäftigungen zu finden, die vom Rauchen ablenken. Wichtig ist, dass die Unterstützung auf die individuellen Bedürfnisse des Rauchenden abgestimmt ist. [s81] verdeutlicht, dass manche Menschen direkte Anweisungen und klare Aufgabenverteilungen bevorzugen, während andere eher emotionale Unterstützung und Verständnis benötigen. Familieninterventionen können den Betroffenen motivieren, eine Therapie zu beginnen und die Auswirkungen der Sucht auf das Familiensystem zu verringern [s79]. Die Familie profitiert von Informationen über Sucht, Behandlungsmethoden und die Herausforderungen der Genesung [s79]. Familientherapie kann die Kommunikation verbessern und die emotionale Belastung der Familienmitglieder reduzieren [s79]. Angehörige lernen, wie sie den Betroffenen unterstützen können, ohne die Sucht zu ermöglichen. Selbsthilfegruppen bieten Familien die Möglichkeit, sich auf ihre eigenen Bedürfnisse zu konzentrieren und positive Veränderungen zu bewirken [s79]. Offene Gespräche über die Sucht und die Aufrechterhaltung von Familienroutinen sind besonders wichtig, wenn Eltern von Sucht betroffen sind [s79]. So kann die Familie gemeinsam an einer gesünderen Zukunft arbeiten. Die Qualität der familiären Beziehungen ist dabei wichtiger als die Häufigkeit des Kontakts [s82]. Negative Interaktionen innerhalb der Familie können das Wohlbefinden und den Selbstwert beeinträchtigen [s82] und somit den Rauchstopp zusätzlich erschweren.

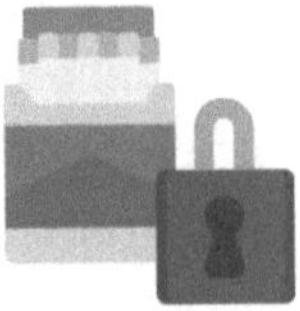

Gut zu wissen

Behandlungsmethoden

Verschiedene Ansätze zur Behandlung von Sucht, die von medikamentöser Unterstützung über Verhaltenstherapie bis hin zu Selbsthilfegruppen reichen. Die Wahl der geeigneten Methode hängt von den individuellen Bedürfnissen und der Schwere der Sucht ab.

Familiäre Unterstützung

Ein unterstützendes Familiennetzwerk kann die Motivation zum Rauchstopp stärken, indem es emotionale Geborgenheit, praktische Hilfe und Verständnis bietet. Dies kann den Stress während der Entwöhnung reduzieren und Rückfällen vorbeugen.

Familienintervention

Gezielte Interventionen, die die Familie in den Entwöhnungsprozess einbeziehen, können die Kommunikation verbessern, die Motivation des Rauchenden steigern und die Belastung für alle Familienmitglieder reduzieren. Sie bieten Informationen über Sucht und Bewältigungsstrategien und fördern ein gemeinsames Verständnis.

Selbsthilfegruppen

Gruppen von Betroffenen und Angehörigen, die sich gegenseitig unterstützen und ihre Erfahrungen austauschen. Sie bieten einen sicheren Raum, um über die Herausforderungen der Sucht zu sprechen und Bewältigungsstrategien zu entwickeln.

Arten der Familienunterstützung bei der Raucherentwöhnung

Verteilung der Familienunterstützungsarten beim Aufhören des Rauchens.

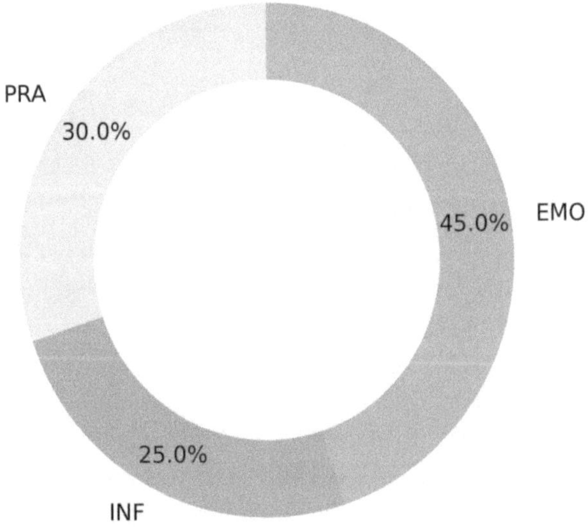

- EMO: Emotionale Unterstützung (Ermutigung, Empathie, Verständnis)
- INF: Informative Unterstützung (Bereitstellung von Ressourcen, Ratschlägen, etc.)
- PRA: Praktische Unterstützung (Hilfe bei Hausarbeiten, Kinderbetreuung, etc.)

Emotionale Unterstützung stellt den größten Anteil dar und unterstreicht die Bedeutung von Empathie und Ermutigung. Praktische Unterstützung spielt, obwohl kleiner, eine entscheidende Rolle bei der Erleichterung des Aufhörversuchs. Informative Unterstützung deutet, obwohl vorhanden, auf Potenzial für verstärkte Aufklärung über Entwöhnungsressourcen und -strategien hin. Ein ausgewogener Ansatz, der alle drei Unterstützungsarten umfasst, führt wahrscheinlich zu den erfolgreichsten Ergebnissen.

Rauchfreie Zonen schaffen

Rauchfreie Zonen im eigenen Umfeld einzurichten, trägt maßgeblich zum Erfolg der Tabakentwöhnung bei. Umgebungen, in denen Rauchen nicht erlaubt oder unerwünscht ist, mindern die Versuchung und stärken die Motivation, abstinent zu bleiben [s83]. Dies gilt besonders für Orte, die bisher mit Rauchen verbunden waren, wie etwa der eigene Balkon, das Auto oder bestimmte soziale Treffen. Der Aufbau solcher Zonen kann durch klare Absprachen mit Familienmitgliedern, Freunden und Kollegen erfolgen. So können beispielsweise gemeinsame Essenszeiten oder Spieleabende explizit rauchfrei gestaltet werden, um neue, positive Rituale zu etablieren. Zusätzlich verringert die räumliche Trennung von Rauchgelegenheiten die Wahrscheinlichkeit, dem Gruppenzwang nachzugeben oder in alte Gewohnheiten zurückzufallen [s84]. Das Rauchen wird so zunehmend als eine isolierte Handlung wahrgenommen und verliert an sozialer Bedeutung. Neben dem privaten Umfeld ist auch die Gestaltung öffentlicher Bereiche relevant. Rauchverbote in Restaurants, Arbeitsstätten oder öffentlichen Verkehrsmitteln reduzieren nicht nur die gesundheitlichen Risiken durch Passivrauch, sondern tragen auch zur Entwöhnung bei, indem sie die Gelegenheiten zum Rauchen einschränken [s83]. Die konsequente Umsetzung solcher Verbote in Verbindung mit Aufklärungskampagnen kann die gesellschaftliche Akzeptanz des Rauchens weiter senken [s85]. Dies wirkt sich insbesondere auf junge Menschen aus, die durch ein rauchfreies Umfeld weniger dem sozialen Druck zum Tabakkonsum ausgesetzt sind [s86]. Die bewusste Wahrnehmung und Nutzung rauchfreier Zonen im Alltag unterstützt somit den Prozess der Entwöhnung und fördert langfristig ein gesünderes Leben. Zu vergleichen mit dem Vermeiden von zuckerhaltigen Getränken beim Abnehmen, hilft das Vermeiden von Raucherumgebungen, Rückfällen vorzubeugen.

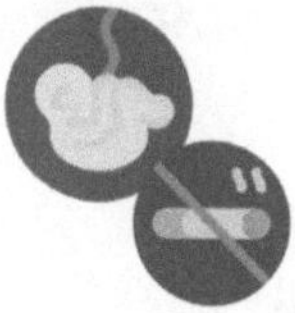

Auswirkungen rauchfreier Umgebungen auf den Erfolg beim Aufhören

Relative Erfolgsquoten basierend auf Umgebungsänderungen

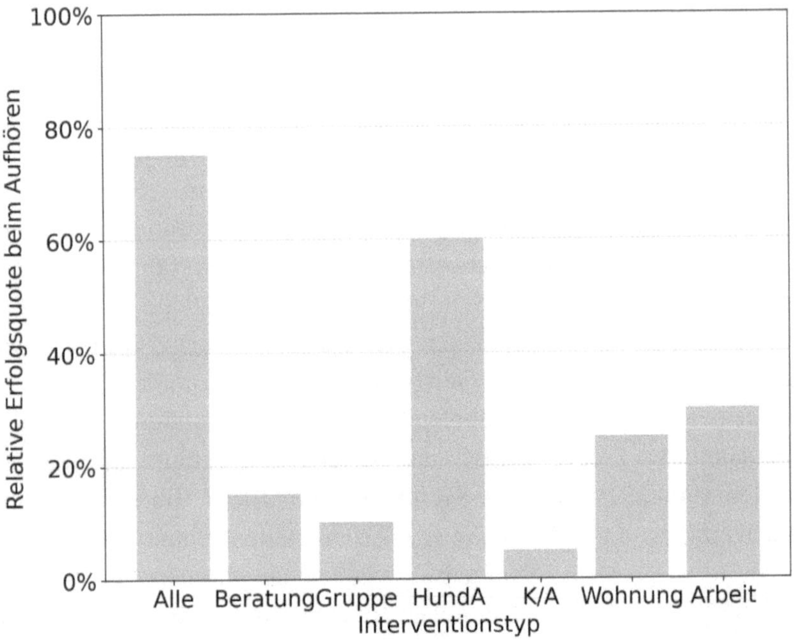

Alle: Alle Interventionen Kombiniert

Beratung: Nur Beratung

HundA: Rauchfreies Zuhause und Arbeitsplatz

Wohnung: Rauchfreies Zuhause

Arbeit: Rauchfreier Arbeitsplatz

Gruppe: Selbsthilfegruppe

K/A: Keine Intervention

Die Umsetzung umfassender rauchfreier Richtlinien zu Hause und am Arbeitsplatz erhöht die Erfolgsquoten beim Aufhören deutlich. Während Einzelberatung und Selbsthilfegruppen Vorteile bieten, wird ihre Wirksamkeit in Kombination mit rauchfreien Umgebungen verstärkt. Dies deutet darauf hin, dass die Reduzierung der Exposition gegenüber Rauchreizen und sozialem Druck entscheidend für erfolgreiches Aufhören ist.

Gruppendynamik nutzen

Gruppendynamik kann den Rauchstopp sowohl fördern als auch behindern. Positive Beziehungen und ein unterstützendes Umfeld steigern die Wahrscheinlichkeit einer erfolgreichen Entwöhnung [s87]. Die Einbindung des sozialen Umfelds, insbesondere von Familie und Freunden, bietet emotionale Stärkung und praktische Hilfe. So können Angehörige beispielsweise gemeinsam mit dem Rauchenden rauchfreie Zonen im Haus einrichten oder neue Freizeitaktivitäten ausprobieren. Wichtig ist die aktive Beteiligung des Umfelds an der Verhaltensänderung, sei es durch Ermutigung, Ablenkung oder die Schaffung einer tabakfreien Umgebung [s88]. Gleichzeitig gilt es, negative Gruppeneinflüsse zu minimieren. Der Druck, in bestimmten Gruppen rauchen zu "müssen", kann Rauchenden das Aufhören erschweren [s89]. Konflikte mit Nichtrauchern im direkten Umfeld, etwa innerhalb der Familie, erzeugen zusätzlichen Stress und können den Rauchstopp gefährden [s89]. Die Akzeptanz des Rauchens variiert je nach sozialem Kontext. In einigen Kreisen wird Rauchen noch toleriert, während es in anderen verpönt ist. Diese unterschiedlichen Normen beeinflussen die Motivation und das Durchhaltevermögen beim Rauchstopp. Daher ist eine realistische Einschätzung des eigenen sozialen Umfelds wichtig. Raucher sollten gezielt Unterstützung bei Personen suchen, die ihren Rauchstopp positiv begleiten können und Situationen meiden, die die Versuchung zum Rauchen verstärken. Wie eine gut geplante Wanderroute Umwege vermeidet, sollte der Weg in die Rauchfreiheit möglichst frei von sozialen Stolpersteinen sein. Die bewusste Gestaltung des sozialen Umfelds erhöht die Chance auf einen dauerhaften Rauchstopp. [s90]

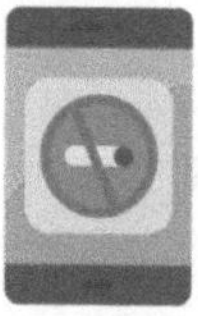

Gut zu wissen

Gruppendynamik

Das soziale Umfeld, ob unterstützend oder hinderlich, beeinflusst den Prozess der Rauchentwöhnung stark. Positive Dynamiken in Gruppen können Motivation und Durchhaltevermögen fördern, während negative Einflüsse Rückfälle begünstigen können.

Motivation

Die Motivation für eine Rauchentwöhnung wird durch soziale Normen und den Rückhalt im Umfeld beeinflusst. Ein unterstützendes Umfeld stärkt die Motivation und das Durchhaltevermögen.

Stress

Konflikte im sozialen Umfeld, insbesondere in Bezug auf das Rauchverhalten, können Stress auslösen und den Rauchstopp gefährden. Ein positives und verständnisvolles Umfeld kann helfen, Stress zu reduzieren und die Rauchentwöhnung zu erleichtern.

Verhaltensänderung

Die aktive Veränderung des Rauchverhaltens erfordert Anpassungen im Lebensstil und im Umgang mit dem sozialen Umfeld. Die Unterstützung durch Familie und Freunde spielt eine entscheidende Rolle für den Erfolg der Rauchentwöhnung.

Einfluss der Gruppengröße auf den Erfolg der Raucherentwöhnung

Korrelation zwischen Gruppengröße und Aufhörerfolgsrate.

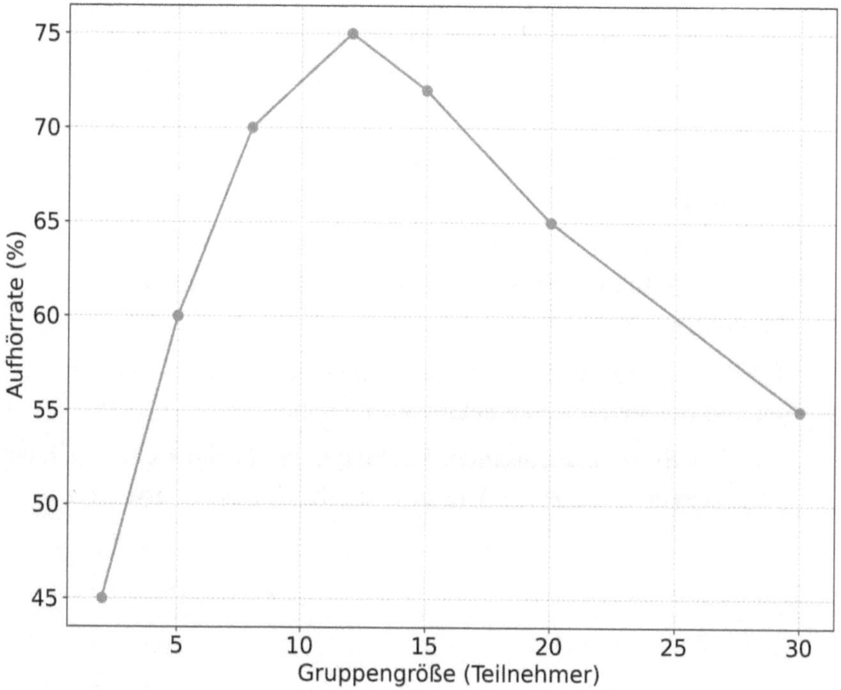

Diese Grafik deutet auf eine optimale Gruppengröße für Raucherentwöhnungsprogramme hin. Während kleine Gruppen persönliche Unterstützung bieten, können größere Gruppen ein Gefühl von Gemeinschaft und gemeinsamer Erfahrung fördern, was bis zu einem gewissen Punkt zu erhöhten Aufhörraten führt. Allerdings können zu große Gruppen die individuelle Aufmerksamkeit verwässern und die Effektivität reduzieren. Die Daten unterstreichen die Bedeutung, die richtige Balance bei der Gruppengröße zu finden, um den Aufhörerfolg zu maximieren.

Konkrete Ratschläge

- Verabreden Sie mit Freunden und Familie feste Zeiten für gemeinsame Aktivitäten, die das Rauchen ausschließen, wie zum Beispiel einen Spieleabend oder einen Kinobesuch.
- Bitten Sie Ihr soziales Umfeld, Sie aktiv anzusprechen, wenn Sie in alte Verhaltensmuster zurückzufallen scheinen.
- Tauschen Sie sich mit Nichtrauchern in Ihrem Umfeld über deren Strategien zur Stressbewältigung aus und lassen Sie sich inspirieren.
- Organisieren Sie einen gemeinsamen Kochabend mit Freunden und experimentieren Sie mit neuen, gesunden Rezepten, die Ihnen helfen, das Rauchen zu vergessen.
- Besuchen Sie mit Ihrem Partner oder Freunden Orte, die Ihnen positive Gefühle vermitteln und die Sie mit Ihrer Rauchfreiheit verbinden.
- Erklären Sie Ihrem Umfeld, warum Ihnen der Rauchstopp wichtig ist und wie sie Sie dabei unterstützen können.
- Nehmen Sie an gemeinsamen Aktivitäten mit Nichtrauchern teil, um neue soziale Kontakte zu knüpfen und Ihr Umfeld zu erweitern.

3. 3 Lebensstilanpassung

Der Alltag nach dem Rauchstopp stellt neue Herausforderungen und Chancen dar. Gewichtszunahme, Stimmungsschwankungen und der Umgang mit alten Gewohnheiten sind häufige Probleme. Lebensstiländerungen, wie angepasste Ernährung und Bewegung, bieten wirksame Strategien, diese zu bewältigen und die Gesundheit nachhaltig zu verbessern. Lesen Sie weiter und entdecken Sie, wie Sie Ihren Alltag rauchfrei und gesund gestalten.

Eine erfolgreiche Rauchentwöhnung wird durch die Kombination von mehreren Lebensstiländerungen, wie gesunder Ernährung und regelmäßiger Bewegung, deutlich unterstützt.

Ernährungsumstellung

Eine Ernährungsumstellung kann die Rauchentwöhnung unterstützen und gleichzeitig positive Auswirkungen auf die Gesundheit haben [s91]. Die Integration von Ernährungsberatung in Raucherentwöhnungsprogramme kann den Verzehr von Obst, Gemüse und Frühstückszerealien verbessern [s91]. Auch wenn eine Gewichtszunahme nach der Rauchentwöhnung häufig vorkommt, können nachhaltige Ernährungsumstellungen dazu beitragen, diese zu kontrollieren. Die Unterstützung durch Berater und Gruppen kann den Teilnehmern helfen, sowohl das Rauchen aufzugeben als auch ihr Gewicht zu managen [s91]. Speziell geschulte Berater erleichtern die Integration von Ernährungsberatung in bestehende Programme.

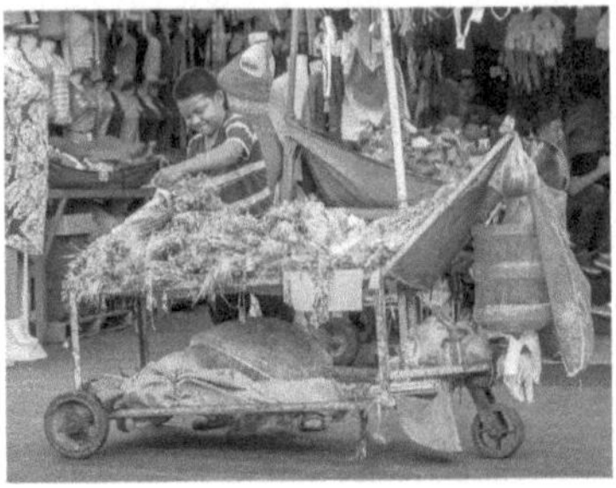

Gemüse [i13]

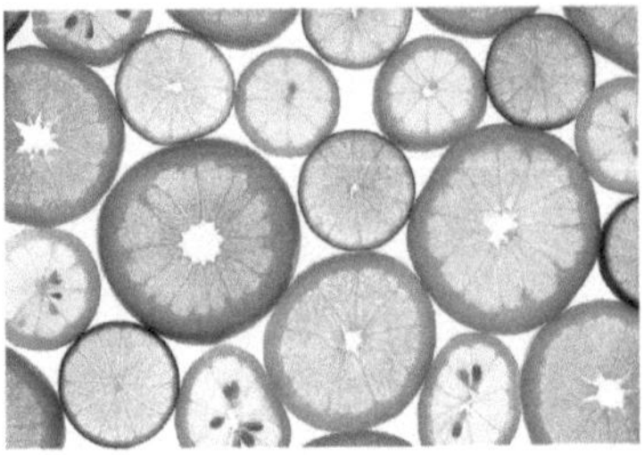

Obst [i14]

Eine Ernährungsumstellung im Rahmen der Rauchentwöhnung sollte auf vollwertige, nährstoffreiche Lebensmittel setzen. Eine fettarme, vegetarische Ernährung mit einem Fettanteil von etwa 10 % kann, in Kombination mit Bewegung, Stressmanagement und psychosozialer Unterstützung, zur Rückbildung von koronarer Arteriosklerose beitragen

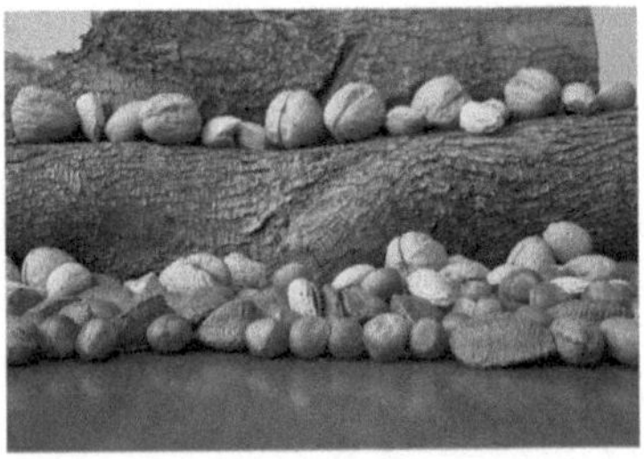

Nüsse [i15]

[s92]. Das zeigt, wie stark der Einfluss der Ernährung auf die kardiovaskuläre Gesundheit ist. Eine Ernährung mit viel Obst, Gemüse, Fisch, magerem Fleisch und fettarmen Milchprodukten senkt den Blutdruck und das Risiko für Herz-Kreislauf-Erkrankungen [s93]. Vollkornprodukte, Nüsse und gesunde Fette tragen zusätzlich dazu bei, das Risiko für kardiovaskuläre Ereignisse zu senken. Etwa der regelmäßige Verzehr von Nüssen als Zwischenmahlzeit anstelle von zuckerhaltigen Snacks kann eine einfache, aber effektive Änderung sein. So kann eine Ernährungsumstellung nicht nur die allgemeine Gesundheit fördern, sondern auch das Risiko von Folgeerkrankungen, die durch das Rauchen begünstigt werden, reduzieren. Diäten wie die mediterrane oder die DASH-Diät, die reich an Obst, Gemüse, Fisch und Vollkornprodukten sind, senken das Risiko für Typ-2-Diabetes und Herzerkrankungen [s94].

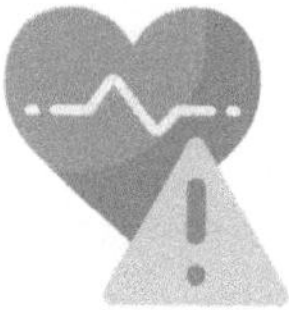

Gut zu wissen

DASH-Diät

Die DASH-Diät (Dietary Approaches to Stop Hypertension) ist ein Ernährungsplan, der entwickelt wurde, um den Blutdruck zu senken. Sie ist reich an Obst, Gemüse, Vollkornprodukten und fettarmen Milchprodukten und arm an Natrium, gesättigten Fettsäuren und Zucker. Sie kann helfen, die negativen Auswirkungen des Rauchens auf den Blutdruck zu mindern.

Ernährungsberatung

Eine Ernährungsberatung kann helfen, gesunde Essgewohnheiten zu entwickeln, die das Verlangen nach Zigaretten reduzieren und einer Gewichtszunahme nach dem Rauchstopp vorbeugen können.

Kardiovaskuläre Gesundheit

Die kardiovaskuläre Gesundheit profitiert stark von einer gesunden Ernährung und Rauchfreiheit. Eine ausgewogene Ernährung kann die Regeneration des Herz-Kreislauf-Systems nach dem Rauchstopp unterstützen.

Vegetarische Ernährung

Eine vegetarische Ernährung kann den Körper bei der Entgiftung unterstützen und das Risiko für durch Rauchen verursachte Krankheiten senken. Sie liefert wichtige Nährstoffe und kann das allgemeine Wohlbefinden steigern.

Neue Ernährungsgewohnheiten nach Rauchstopp

Verteilung der neuen Ernährungsgewohnheiten nach dem Aufhören des Rauchens.

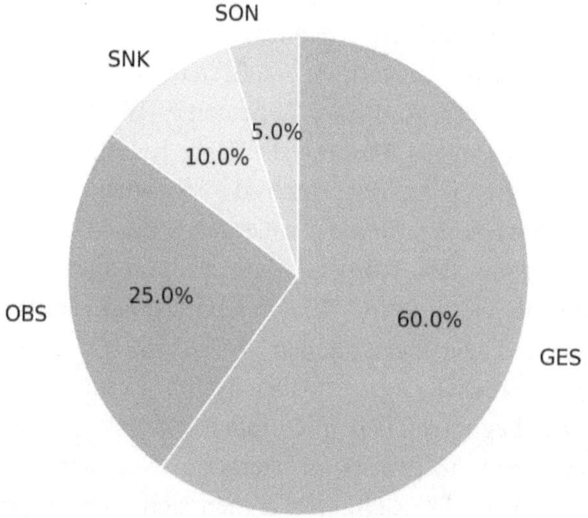

GES: Gesündere Ernährung (Ausgewogene Mahlzeiten, Selbstgekochtes)
OBS: Erhöhter Obst- und Gemüsekonsum
SNK: Vermehrtes Snacken (Süßigkeiten, salzige Snacks)
SON: Sonstige Ernährungsumstellungen

Der größte Teil der Personen hat gesündere Essgewohnheiten angenommen, was auf eine positive Veränderung in Richtung eines verbesserten Gesamtwohlbefindens hinweist. Der erhöhte Obst- und Gemüsekonsum deutet auf eine Konzentration auf nährstoffreiche Lebensmittel hin. Während einige Personen vermehrt zu Snacks griffen, zeigt der relativ geringe Anteil, dass dies nicht der vorherrschende Trend ist. Diese Daten verdeutlichen die verschiedenen Arten, wie Menschen ihre Ernährung nach dem Rauchstopp anpassen, mit einem deutlichen Schwerpunkt auf gesündere Entscheidungen.

Bewegungsroutinen etablieren

Körperliche Aktivität bietet vielfältige Vorteile während und nach der Rauchentwöhnung. Sie kann nicht nur dabei helfen, das Gewicht zu kontrollieren – ein häufiger Aspekt, der Ex-Rauchern Sorgen bereitet –, sondern auch die Stimmung heben und Stress reduzieren. Gerade in Phasen der Entwöhnung, in denen Unruhe und Gereiztheit auftreten können, wirkt Sport ausgleichend und verbessert das allgemeine Wohlbefinden. Darüber hinaus stärkt regelmäßiges Training das Herz-Kreislauf-System und die Lungenfunktion, Bereiche, die durch das Rauchen oft beeinträchtigt sind. [s95] Bewegung fördert außerdem die Durchblutung und Sauerstoffversorgung des Körpers, was zu gesteigerter Energie und Konzentrationsfähigkeit führt. Ein Trainingsplan sollte individuell gestaltet sein und die persönlichen Vorlieben sowie den aktuellen Fitnesszustand berücksichtigen. Dabei ist es ratsam, mit moderaten Aktivitäten zu beginnen und die Intensität sowie die Dauer der Trainingseinheiten schrittweise zu steigern. Aktivitäten wie zügiges Gehen, Schwimmen oder Radfahren eignen sich unter anderem für den Einstieg und können gut in den Alltag integriert werden. Wichtig ist die Regelmäßigkeit. Anstatt beispielsweise an einem Tag intensiv zu trainieren und dann mehrere Tage zu pausieren, sind kürzere, aber dafür häufigere Sporteinheiten effektiver. Bereits 30 Minuten moderate Bewegung an den meisten Tagen der Woche können positive Effekte erzielen. [s95] Die Integration von Bewegung in den Alltag kann durch feste Termine im Kalender, die Suche nach einem Trainingspartner oder die Teilnahme an einem Sportkurs erleichtert werden. Langfristig gefestigte Bewegungsroutinen tragen nicht nur zur erfolgreichen Rauchentwöhnung bei, sondern fördern auch nachhaltig die Gesundheit und das allgemeine Wohlbefinden.

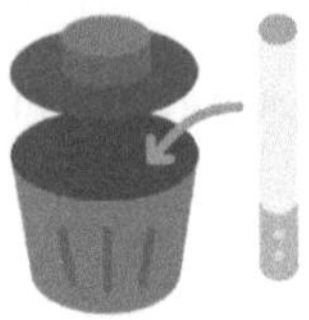

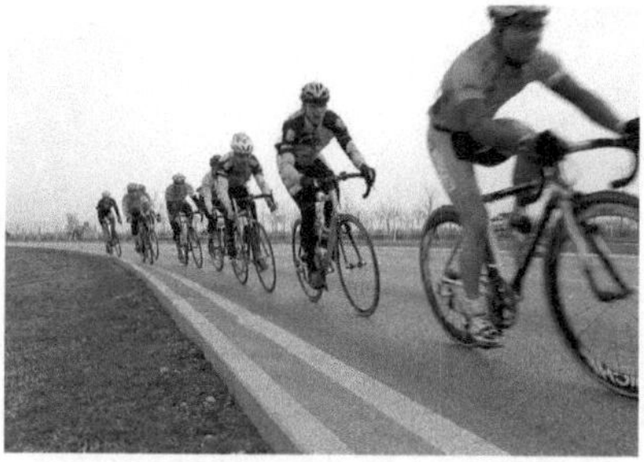

Radfahren [i16]

Gut zu wissen

Bewegungsroutinen

Regelmäßige körperliche Aktivitäten, die in den Alltag integriert sind. Bewegungsroutinen helfen, den durch Nikotinentzug verursachten Stress abzubauen und das Verlangen nach Zigaretten zu reduzieren, wodurch sie die Rauchentwöhnung unterstützen.

Ex-Raucher

Personen, die früher geraucht haben und nun versuchen, tabakfrei zu leben. Eine Lebensstiländerung ist oft notwendig, um langfristig rauchfrei zu bleiben.

Fitnesszustand

Die körperliche Verfassung einer Person, die ihre Fähigkeit zu sportlichen Aktivitäten beeinflusst. Bei der Anpassung des Lebensstils im Rahmen der Rauchentwöhnung ist es wichtig, den aktuellen Fitnesszustand zu berücksichtigen, um Überanstrengung zu vermeiden und die Motivation zu erhalten.

Trainingseinheiten

Einzelne Sporteinheiten, die Teil eines Trainingsplans sind. Die Dauer und Intensität der Trainingseinheiten sollten im Laufe der Lebensstiländerung schrittweise angepasst werden, um den Körper nicht zu überfordern und die Rauchentwöhnung zu unterstützen.

Beliebte Bewegungsformen für Lebensstiländerungen

Bewegungshäufigkeit während der Raucherentwöhnung

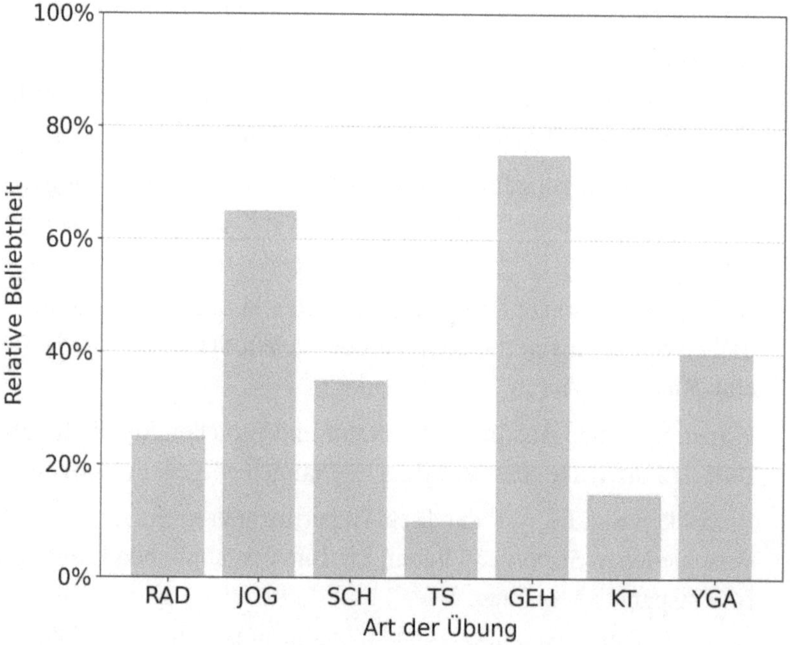

GEH: Gehen

JOG: Joggen

KT: Krafttraining

RAD: Radfahren

SCH: Schwimmen

TS: Teamsport

YGA: Yoga

Gehen und Joggen sind die am häufigsten gewählten Bewegungsformen, wahrscheinlich aufgrund ihrer Zugänglichkeit und einfachen Integration in den Alltag. Yoga und Schwimmen zeigen eine moderate Beliebtheit und sprechen möglicherweise diejenigen an, die Stressabbau oder gelenkschonende Aktivitäten suchen. Teamsport und Krafttraining sind weniger verbreitet, was möglicherweise auf Zeitbeschränkungen oder eine Präferenz für individuelle Bewegung während dieser Veränderungsphase zurückzuführen ist. Die Ermutigung zur Teilnahme an verschiedenen Aktivitäten könnte Personen auf ihrem Weg zur Raucherentwöhnung weiter unterstützen.

Konkrete Ratschläge

- Entdecken Sie die Vielfalt alkoholfreier Getränke und kreieren Sie Ihre persönlichen Lieblingscocktails ohne Alkohol.
- Richten Sie sich einen gemütlichen Leseplatz ein und tauchen Sie in spannende Geschichten ein, statt zur Zigarette zu greifen.
- Lernen Sie ein neues Handwerk wie Töpfern oder Stricken, um Ihre Hände zu beschäftigen und gleichzeitig kreativ zu sein.
- Besuchen Sie regelmäßig einen Wochenmarkt und lassen Sie sich von frischen, regionalen Produkten zu neuen, gesunden Gerichten inspirieren.
- Integrieren Sie kurze Bewegungseinheiten in Ihren Arbeitsalltag: Stehen Sie beim Telefonieren auf oder gehen Sie in der Mittagspause eine Runde spazieren.
- Planen Sie einen Ausflug in die Natur und genießen Sie die frische Luft und die Ruhe, um dem Rauchverlangen entgegenzuwirken.
- Entdecken Sie die Welt der Tees: Experimentieren Sie mit verschiedenen Sorten und finden Sie Ihren persönlichen Lieblingstee für entspannte Momente.
- Geben Sie alten Kleidungsstücken, die nach Rauch riechen, eine neue Bestimmung: Upcyclen Sie sie oder verschenken Sie sie.
- Schaffen Sie sich ein neues Abendritual: Genießen Sie ein entspannendes Bad mit ätherischen Ölen oder hören Sie beruhigende Musik.
- Erlernen Sie eine neue Sprache oder belegen Sie einen Online-Kurs, um Ihre geistige Fitness zu fördern und sich neue Ziele zu setzen.
- Engagieren Sie sich ehrenamtlich und helfen Sie anderen Menschen: Das stärkt Ihr Selbstwertgefühl und lenkt vom Rauchverlangen ab.

Rückblick - 3. Rauchfrei im Alltag

Der Weg zur Rauchfreiheit ist eine persönliche Reise, die Entschlossenheit und die richtige Strategie erfordert. Stress, oft ein vermeintlicher Grund zum Rauchen, lässt sich effektiver durch alternative Methoden bewältigen. Anstatt zur Zigarette zu greifen, können Sie Entspannungstechniken wie tiefes Atmen oder Achtsamkeitsübungen erlernen, um in stressigen Momenten Ruhe zu finden. Körperliche Aktivität, sei es ein Spaziergang im Park oder eine kurze Yoga-Einheit, baut Stresshormone ab und setzt Glückshormone frei. Auch die kognitive Verhaltenstherapie bietet Werkzeuge, um negative Gedankenmuster, die zum Rauchen führen, zu erkennen und zu verändern. Sie lernen, Ihre persönlichen Stressauslöser zu identifizieren und konstruktive Lösungen zu entwickeln.

Neben dem Stressmanagement spielt die Entwicklung von Ersatzhandlungen eine entscheidende Rolle. Analysieren Sie Ihr Rauchverhalten und finden Sie heraus, in welchen Situationen Sie typischerweise zur Zigarette greifen. Diese Momente bieten die Gelegenheit, neue, gesunde Gewohnheiten zu etablieren. Ein zuckerfreies Bonbon kann den Griff zur Zigarette nach dem Essen ersetzen, während ein kurzer Spaziergang an der frischen Luft die Rauchpause im Büro ersetzt. Nutzen Sie die gewonnene Zeit für Aktivitäten, die Ihnen Freude bereiten und Ihr Wohlbefinden steigern, wie z. B. ein neues Hobby oder mehr Zeit mit Freunden und Familie. Die Kombination aus verschiedenen Strategien, wie Nikotinersatztherapie und Verhaltensinterventionen, erhöht Ihre Erfolgsaussichten zusätzlich.

Besonders wichtig ist es, Risikosituationen, die einen Rückfall begünstigen können, frühzeitig zu erkennen und zu meistern. Reflektieren Sie Ihre persönlichen Schwachstellen und entwickeln Sie konkrete Handlungspläne. In Gesellschaft, wo der soziale Druck zum Rauchen hoch sein kann, hilft es beispielsweise, im Vorfeld mit Freunden und Familie über Ihren Rauchstopp zu sprechen und um deren Unterstützung zu bitten. Belohnen Sie sich für rauchfreie Zeiten, um Ihre Motivation zu stärken. Visualisieren Sie die Vorteile eines rauchfreien Lebens und erinnern Sie sich in herausfordernden Momenten an Ihre Gründe für die Entwöhnung.

Ein unterstützendes soziales Umfeld, insbesondere die Familie, ist ein wertvoller Begleiter auf Ihrem Weg in die Rauchfreiheit. Offene Kommunikation über Ihre Bedürfnisse und Herausforderungen erleichtert es Ihren Angehörigen, Sie zu unterstützen. Bitten Sie sie beispielsweise, im gemeinsamen Haushalt keine Zigaretten aufzubewahren und gemeinsam mit Ihnen rauchfreie Zonen einzurichten. Der Austausch mit anderen Rauchern und Ex-Rauchern in Selbsthilfegruppen kann Ihnen zusätzliche Kraft und Motivation geben. Scheuen Sie sich nicht, professionelle Hilfe in Anspruch zu nehmen. Ernährungsberatung und Bewegungstherapie können Ihnen helfen, Ihren Lebensstil positiv zu verändern und Ihre Gesundheit nachhaltig zu stärken. Der Weg zur Rauchfreiheit mag Herausforderungen mit sich bringen, doch mit der richtigen Strategie und Unterstützung erreichen Sie Ihr Ziel und gewinnen ein gesünderes, erfüllteres Leben.

4. Geschlechterspezifische Aspekte

Warum fällt es manchen Menschen leichter als anderen, mit dem Rauchen aufzuhören? Die Antwort liegt oft tiefer als in der reinen Willenskraft - sie hat viel mit dem biologischen und sozialen Geschlecht zu tun. Frauen und Männer unterscheiden sich nicht nur in ihren Rauchgewohnheiten, sondern auch in ihren Motivationen und Erfolgschancen beim Aufhören. Während die Nikotinabhängigkeit für alle Menschen ähnliche biochemische Grundlagen hat, spielen geschlechtsspezifische Faktoren eine entscheidende Rolle bei der Wahl der optimalen Aufhörstrategie. Dieses Kapitel beleuchtet die wesentlichen Unterschiede und zeigt, wie sie den Weg in ein rauchfreies Leben beeinflussen.

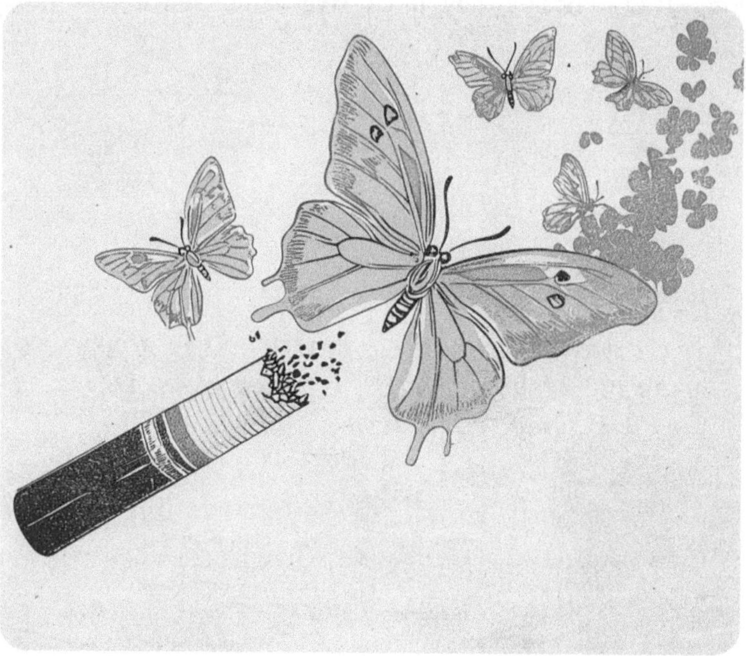

4. 1 Besonderheiten bei Frauen

Raucherentwöhnung gestaltet sich für Frauen aufgrund hormoneller Einflüsse und psychosozialer Faktoren oft anders als für Männer. Hormonelle Schwankungen, insbesondere im Zusammenhang mit Östrogen und Progesteron, beeinflussen das Nikotinverlangen und können die Wirksamkeit von Entwöhnungsstrategien verändern. Zusätzlich spielen die Angst vor Gewichtszunahme und das Bedürfnis nach emotionaler Unterstützung eine wichtige Rolle. Diese Besonderheiten erfordern angepasste Strategien für eine erfolgreiche Tabakentwöhnung. Die Berücksichtigung der hormonellen und psychischen Faktoren ermöglicht es, individuelle Hürden zu überwinden und die Erfolgsaussichten deutlich zu verbessern. Lesen Sie weiter, um die spezifischen Herausforderungen und Chancen der Raucherentwöhnung für Frauen zu verstehen und Ihren Weg in ein rauchfreies Leben zu finden.

Der weibliche Zyklus beeinflusst den Rauchstopp, die späte Lutealphase (hoher Progesteronspiegel) kann die Entwöhnung erleichtern.

Hormonelle Einflüsse

Hormonelle Schwankungen beeinflussen den Rauchstopp bei Frauen maßgeblich. Der weibliche Körper verarbeitet Nikotin schneller als der männliche, besonders bei gleichzeitiger Einnahme hormoneller Verhütungsmittel [s96] [s97] [s98]. Dieser schnellere Stoffwechsel kann die Wirksamkeit von Nikotinersatztherapien verringern und das Verlangen nach Zigaretten verstärken [s97]. Östrogenspiegel scheinen direkt mit dem Verlangen und der Belohnung durch Nikotin in Verbindung zu stehen [s97]. Daher kann in Phasen erhöhter Östrogenspiegel, etwa während bestimmter Menstruationsphasen, das Verlangen nach Nikotin besonders stark sein [s99]. Progesteron hingegen scheint einen dämpfenden Effekt auf das Rauchverlangen zu haben [s99]. Wer eine Raucherentwöhnung plant, sollte diese hormonellen Schwankungen berücksichtigen. Ein Rauchstopp in der späten Lutealphase, in der der Progesteronspiegel hoch ist, könnte die Entwöhnung erleichtern [s99]. Zusätzlich erschweren - Angst vor Gewichtszunahme - Stimmungsschwankungen - das verstärkte Bedürfnis nach emotionaler Unterstützung die Entwöhnung für Frauen [s97]. Neben den physiologischen Faktoren können auch soziale Faktoren eine Rolle spielen. Frauen erleben häufiger Diskriminierung, was sich negativ auf die Stimmung und die kognitiven Fähigkeiten während der Entwöhnung auswirken kann [s100]. Diese Faktoren können die Entwöhnung zusätzlich erschweren und sollten bei der Planung und Durchführung berücksichtigt werden.

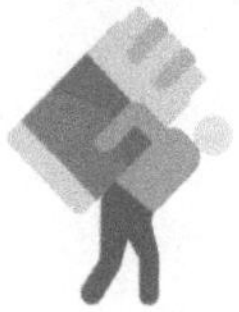

Gut zu wissen

Hormonelle Verhütungsmittel

Hormonelle Verhütungsmittel wie die Pille können den Nikotinabbau im Körper beschleunigen, was das Rauchverlangen und die Schwierigkeit der Entwöhnung beeinflusst.

Lutealphase

Die Lutealphase ist die zweite Hälfte des Menstruationszyklus, in der der Progesteronspiegel erhöht ist, was den Rauchstopp erleichtern kann.

Nikotinersatztherapie

Nikotinersatztherapie verwendet Produkte wie Nikotinpflaster oder -kaugummi, um den Körper langsam vom Nikotin zu entwöhnen. Die Wirksamkeit kann durch den schnelleren Nikotinabbau bei Frauen, insbesondere in Kombination mit hormoneller Verhütung, beeinträchtigt sein.

Progesteron

Progesteron, ein weiteres weibliches Geschlechtshormon, kann im Gegensatz zu Östrogen das Rauchverlangen reduzieren und somit die Rauchentwöhnung positiv beeinflussen.

Hormoneller Einfluss auf das Verlangen

Korrelation zwischen Östrogenspiegel und Zigarettenverlangen während eines Menstruationszyklus.

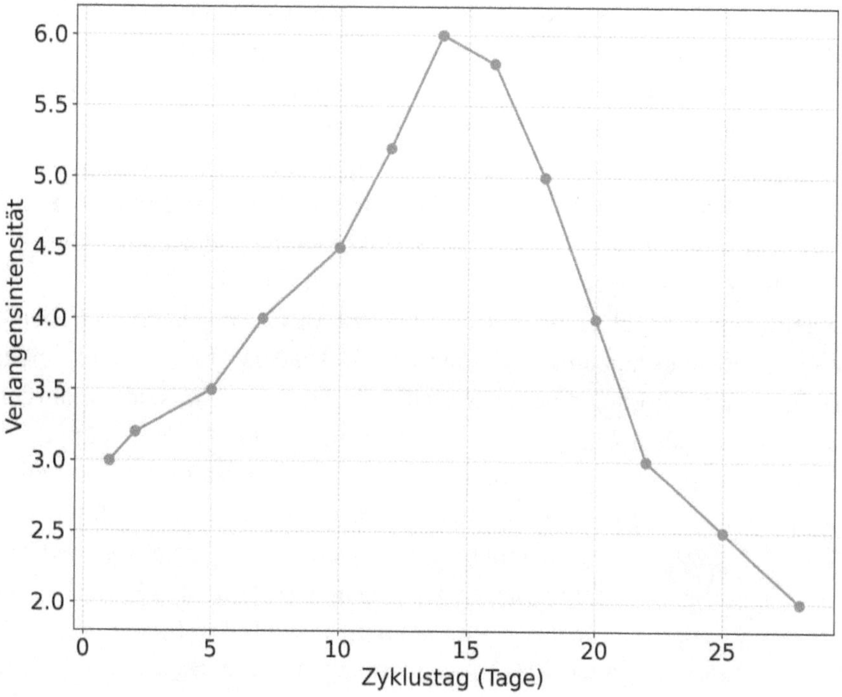

Diese Grafik deutet auf ein zyklisches Muster in der Verlangensintensität hin, das möglicherweise mit schwankenden Östrogenspiegeln korreliert. Die Spitzen zeigen Zeiträume erhöhter Rückfallgefährdung und unterstreichen die Bedeutung gezielter Unterstützung während dieser Zeiten. Die Daten deuten auch darauf hin, dass das Verlangen während der Lutealphase (höheres Progesteron) im Allgemeinen geringer ist.

Gewichtskontrolle

Die Angst vor einer Gewichtszunahme ist für viele Frauen ein großes Hindernis beim Rauchstopp. Tatsächlich berichten bis zu 75% der Raucherinnen, dass sie nicht mehr als 2,3 kg zunehmen möchten [s101]. Diese Furcht kann nicht nur den Beginn einer Entwöhnung verhindern, sondern auch zu Rückfällen führen [s101]. Studien zeigen, dass Frauen mit Gewichtsbedenken während der Entwöhnungsphase stärkere Entzugssymptome erleben und häufiger rückfällig werden [s101]. Daher ist es wichtig, Strategien zur Gewichtskontrolle in die Raucherentwöhnung zu integrieren [s102]. Körperliche Aktivität, wie Yoga, kann helfen, sowohl eine Gewichtszunahme zu vermeiden als auch die psychische Gesundheit zu verbessern, was die Erfolgsaussichten einer Tabakentwöhnung erhöht [s103]. Zusätzlich können verhaltensinterventionen, die auf eine gesunde Ernährung und mehr Bewegung abzielen, die Gewichtszunahme reduzieren, ohne die Abstinenz zu gefährden [s104]. Ein strukturierter Ernährungsplan mit regelmäßigen Mahlzeiten und ausreichend Bewegung kann das Risiko einer Gewichtszunahme minimieren. Besonders Frauen mit einer Binge-Eating-Störung und gleichzeitigem Übergewicht sind gefährdet, nach dem Rauchstopp an Gewicht zuzunehmen [s105]. Für diese Frauen ist eine gezielte Therapie der Essstörung ratsam, um alternative Bewältigungsmechanismen für Stress zu erlernen und regelmäßige Essgewohnheiten zu etablieren [s105]. Denn Stresssituationen, wie etwa der Verlust eines Angehörigen, können sowohl das Essverhalten als auch das Rauchverlangen verstärken [s105]. Die Kombination von Raucherentwöhnung und der Behandlung von Essstörungen kann somit die Gewichtskontrolle unterstützen und die Wahrscheinlichkeit eines Rückfalls verringern [s105]. Interventionen, die negative Emotionen in Bezug auf Gewicht und Körperbild reduzieren, können die Erfolgschancen zusätzlich verbessern [s101].

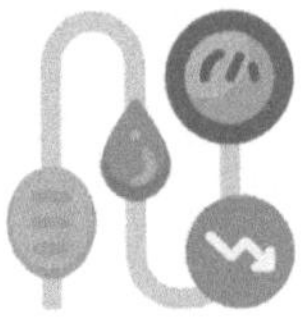

Gewichtsveränderung während Rauchentwöhnung bei Frauen

BMI-Entwicklung bei Frauen während der Rauchentwöhnung, kategorisiert nach Bewältigungsmechanismen.

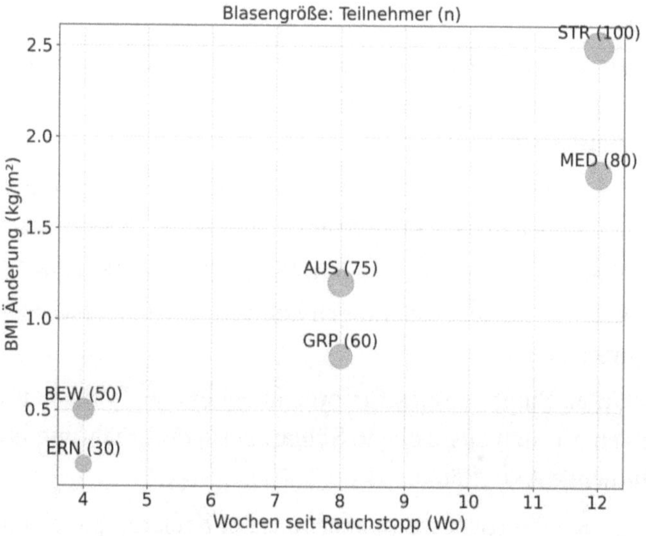

Blasengröße: Teilnehmer (n)

AUS: Ausgewogener Ansatz

BEW: Bewegungsfokussiert

ERN: Ernährung und gesunde Gewohnheiten

GRP: Selbsthilfegruppen

MED: Medikamentenunterstützt

STR: Stressessen

Die Grafik zeigt einen Trend zu erhöhtem BMI während der Rauchentwöhnung. Frauen, die Stressessen als Bewältigungsmechanismus einsetzen, zeigen den größten BMI-Anstieg, während diejenigen, die sich auf Bewegung und gesunde Ernährung konzentrieren, geringere Veränderungen erfahren. Dies unterstreicht die Bedeutung gesunder Lebensstiländerungen während des Aufhörprozesses, um mögliche Gewichtszunahmen zu minimieren.

Konkrete Ratschläge

- Nutzen Sie die zyklusbedingten Hormonschwankungen zu Ihrem Vorteil: Planen Sie Ihren Rauchstopp in der zweiten Zyklushälfte, wenn das Progesteron Ihnen hilft, das Verlangen zu dämpfen.
- Verwöhnen Sie sich in Phasen erhöhten Rauchverlangens mit einem entspannenden Bad mit Lavendelöl – das beruhigt und reduziert Stress.
- Führen Sie ein Zyklus-Tagebuch, um Ihre persönlichen Hoch- und Tiefpunkte des Rauchverlangens zu erkennen und gezielt gegenzusteuern.
- Entwickeln Sie für jede Zyklusphase individuelle Strategien: Bewegung bei PMS, Entspannung während der Menstruation.
- Sprechen Sie offen mit Frauen in Ihrem Umfeld über die hormonellen Herausforderungen beim Rauchstopp und tauschen Sie Erfahrungen aus.
- Verstärken Sie Ihre Selbstfürsorge in der ersten Zyklushälfte: Gönnen Sie sich ausreichend Schlaf, gesunde Ernährung und wohltuende Aktivitäten.
- Nutzen Sie die Kraft weiblicher Rituale: Kreieren Sie einen Rauchfrei-Tee aus Frauenmantel und Schafgarbe, der Sie in den Wechseljahren unterstützt.
- Suchen Sie sich eine Rauchstopp-Mentorin, die die hormonellen Besonderheiten von Frauen versteht und Sie individuell begleitet.
- Feiern Sie Ihre rauchfreien Tage mit einem Ritual, das Ihre Weiblichkeit stärkt – ein neues Kleid, ein Besuch im Kosmetikstudio.
- Setzen Sie auf die Kraft der Gemeinschaft: Gründen Sie einen Rauchfrei-Zirkel mit anderen Frauen und unterstützen Sie sich gegenseitig.

4. 2 Besonderheiten bei Männern

Männer verbinden Rauchen oft mit Stärke und Kontrolle. Der Rauchstopp kann daher als Verlust dieser Eigenschaften missinterpretiert werden und den Leistungsdruck verstärken. Gleichzeitig prägen soziale Erwartungen und Rollenbilder das Rauchverhalten und erschweren die Entwöhnung. Der Körper reagiert auf den Nikotinentzug mit vielfältigen, teils herausfordernden Veränderungen. Dieses Kapitel beleuchtet die geschlechterspezifischen Aspekte der Rauchentwöhnung bei Männern und ebnet den Weg zu einem rauchfreien, selbstbestimmten Leben.

Männer erleben den Rauchstopp oft als Herausforderung ihrer Männlichkeit, da Rauchen fälschlicherweise mit Stärke und Kontrolle assoziiert wird. Die Entwöhnung kann daher mit Druck und dem Gefühl des Kontrollverlusts verbunden sein. Es ist wichtig, dieses Rollenbild zu hinterfragen und die positiven Auswirkungen des Rauchstopps auf die Gesundheit und das Selbstwertgefühl zu betonen.

Leistungsdruck bewältigen

Viele Männer verbinden Rauchen mit Erfolg, Stärke und Kontrolle. Der Rauchstopp kann daher als Zeichen von Schwäche und Kontrollverlust interpretiert werden, was den Leistungsdruck verstärkt. [s106] Dieser Druck kann sich in verschiedenen Lebensbereichen manifestieren: im Beruf, in der Familie oder im Freundeskreis. Um diesen Teufelskreis zu durchbrechen, ist es wichtig, den Zusammenhang zwischen Rauchen und Leistung zu hinterfragen. Nikotin steigert die Leistungsfähigkeit nicht, sondern schadet ihr langfristig. Konzentrieren Sie sich stattdessen auf die tatsächlichen Vorteile einer Rauchentwöhnung: mehr Energie, verbesserte körperliche Fitness und ein gesteigertes Selbstwertgefühl durch die erfolgreiche Überwindung der Sucht. Diese positiven Effekte stärken das Selbstvertrauen und reduzieren den Druck, sich über Zigaretten definieren zu müssen. Eine Strategie, um den Druck abzubauen, ist das Setzen realistischer Ziele. Anstatt einen radikalen Bruch anzustreben, können schrittweise Reduktionen des Tabakkonsums helfen, Erfolge zu erleben und die Motivation zu steigern. Ein Mann, der täglich 20 Zigaretten raucht, könnte sich beispielsweise vornehmen, in der ersten Woche nur noch 15 zu rauchen, in der zweiten Woche 10 und so weiter. Diese Methode ermöglicht es, den Prozess kontrolliert zu gestalten und positive Erfahrungen zu sammeln, was wiederum den Leistungsdruck mindert. [s106] Zusätzlich kann es hilfreich sein, die Rauchentwöhnung als sportlichen Wettkampf mit sich selbst zu betrachten.

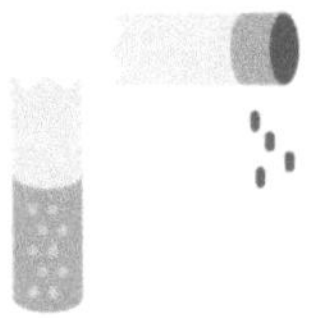

Dokumentieren Sie Ihre Fortschritte, belohnen Sie sich für erreichte Meilensteine und analysieren Sie Rückschläge, um daraus zu lernen. So verwandeln Sie den Druck in eine positive Herausforderung und stärken Ihre Selbstwirksamkeit. Unterstützung durch Freunde, Familie oder selbsthilfegruppen kann ebenfalls den Druck abfedern und neue Strategien zur Bewältigung bieten. Offene Kommunikation über die eigenen Schwierigkeiten und Erfolge entlastet und stärkt das Gemeinschaftsgefühl. Wichtig ist, die für sich passende Strategie zu finden und sich nicht von Rückschlägen entmutigen zu lassen. Jeder Schritt in Richtung Rauchfreiheit ist ein Erfolg und trägt dazu bei, den Leistungsdruck langfristig zu überwinden und ein gesünderes, selbstbestimmteres Leben zu führen.

Umgang mit Druck während der Raucherentwöhnung: Strategien von Männern

Vergleich der Bewältigungsmechanismen von Männern während der Raucherentwöhnung.

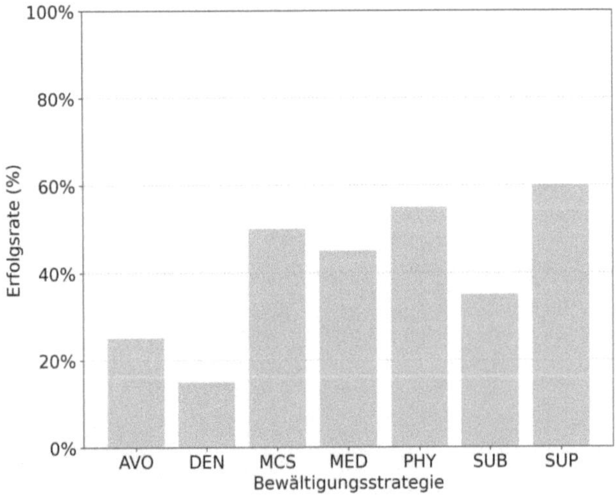

AVO: Vermeidung (z.B. Auslöser vermeiden)

DEN: Verleugnung/Verharmlosung

MCS: Achtsamkeit/Bewältigungsfähigkeiten

MED: Medikation (z.B. NET)

PHY: Körperliche Aktivität

SUB: Ersatz (z.B. Dampfen)

SUP: Selbsthilfegruppen

Diese Grafik zeigt die unterschiedliche Wirksamkeit verschiedener Bewältigungsstrategien, die Männer beim Aufhören des Rauchens anwenden. Vermeidung und Verleugnung scheinen weniger erfolgreich zu sein als proaktivere Strategien. Die Suche nach Unterstützung und körperliche Aktivität korrelieren mit höheren Erfolgsraten, was darauf hindeutet, dass eine aktive Auseinandersetzung mit der Herausforderung anstelle von Unterdrückung zu besseren Ergebnissen führt. Dies unterstreicht die Bedeutung der Empfehlung und Bereitstellung von Ressourcen für diese effektiveren Bewältigungsmechanismen in Entwöhnungsprogrammen.

Soziale Erwartungen

Soziale Erwartungen beeinflussen das Rauchverhalten von Männern stark und können die Tabakentwöhnung erschweren. Gesellschaftliche Normen und Rollenbilder prägen oft die Wahrnehmung von Männlichkeit, wobei Rauchen mitunter mit Attributen wie Stärke, Unabhängigkeit oder Coolness verknüpft wird [s107]. Diese Assoziationen können dazu führen, dass Männer dem Tabakkonsum einen sozialen Wert beimessen und ihn als Mittel zur Integration in bestimmte Gruppen oder zur Bestätigung ihrer Identität nutzen. Der Rauchstopp wird in diesem Kontext möglicherweise als Bruch mit diesen Normen und als Verlust an sozialer Zugehörigkeit empfunden. Ein Mann, der in seinem Freundeskreis der einzige Nichtraucher ist, könnte sich beispielsweise ausgeschlossen oder weniger männlich fühlen. Die Tabakindustrie verstärkt diese Vorstellungen durch gezielte Marketingstrategien, die Männer in ihrer vermeintlichen Rolle als Raucher ansprechen. Um diesen sozialen Druck zu überwinden, ist es hilfreich, sich der eigenen Motive für den Tabakkonsum bewusst zu werden und die Verbindung zwischen Rauchen und sozialer Akzeptanz zu hinterfragen. Die Erkenntnis, dass die eigene Identität nicht vom Tabakkonsum abhängt und die Suche nach alternativen Strategien zur sozialen Interaktion, wie etwa die Teilnahme an sportlichen Aktivitäten oder die Pflege anderer Hobbys, können den Entwöhnungsprozess unterstützen. Zusätzlich kann der

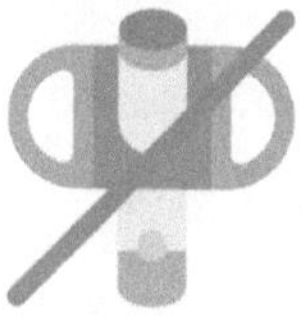

Austausch mit anderen Männern, die erfolgreich mit dem Rauchen aufgehört haben, zeigen, dass Rauchfreiheit und Männlichkeit sich nicht ausschließen. Die Entwicklung eines neuen Selbstbildes, das Gesundheit und Wohlbefinden in den Vordergrund stellt, stärkt die Motivation und das Selbstvertrauen im Umgang mit sozialen Situationen, in denen Rauchen präsent ist. Die Unterschiede im Tabakkonsum zwischen Männern und Frauen sind kulturell bedingt und variieren weltweit [s107]. In einigen Kulturen ist Rauchen unter Männern deutlich verbreiteter als unter

Frauen, was den sozialen Druck auf männliche Raucher zusätzlich erhöht. Das Verständnis dieser kulturellen Unterschiede und die Auseinandersetzung mit den damit verbundenen Erwartungen können helfen, individuelle Strategien zur Bewältigung des sozialen Drucks zu entwickeln und die Rauchentwöhnung erfolgreich umzusetzen.

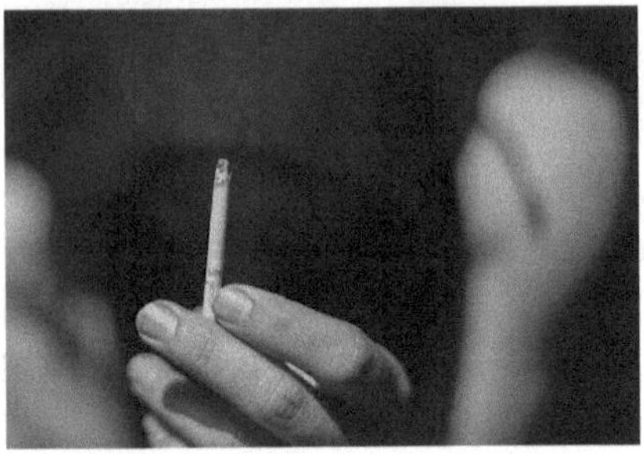

Selbstbild [i17]

Gut zu wissen

Marketingstrategien

Die Tabakindustrie nutzt spezielle Marketingstrategien, die auf Männer abzielen, um den Tabakkonsum zu fördern. Diese Strategien spielen auf traditionelle Vorstellungen von Männlichkeit an und verbinden Rauchen mit Eigenschaften wie Stärke, Unabhängigkeit und Erfolg. Solche Kampagnen können die Rauchentwöhnung bei Männern zusätzlich erschweren, da sie tief verwurzelte soziale Normen und Rollenbilder ansprechen.

Rollenbilder

Traditionelle Rollenbilder können den Tabakkonsum bei Männern beeinflussen. Die Erwartung, dass Männer stark, unabhängig und emotionslos sind, kann dazu führen, dass sie Rauchen als Bewältigungsmechanismus für Stress und Emotionen verwenden. Im Rahmen der Rauchentwöhnung ist es wichtig, diese Rollenbilder zu hinterfragen und alternative, gesundheitsfördernde Strategien zur Stressbewältigung zu entwickeln.

Selbstbild

Das Selbstbild eines Mannes kann eng mit seinem Rauchverhalten verknüpft sein. Rauchen wird manchmal als Ausdruck von Männlichkeit, Rebellion oder Individualität gesehen. Die Rauchentwöhnung erfordert daher oft eine Neudefinition des Selbstbildes, bei der Gesundheit und Wohlbefinden in den Vordergrund rücken. Die Entwicklung eines positiven Körpergefühls und neuer Gewohnheiten kann diesen Prozess unterstützen.

Soziale Einflüsse auf das Raucherentwöhnung bei Männern

Aufschlüsselung der sozialen Faktoren, die Männer beim Aufhören des Rauchens beeinflussen.

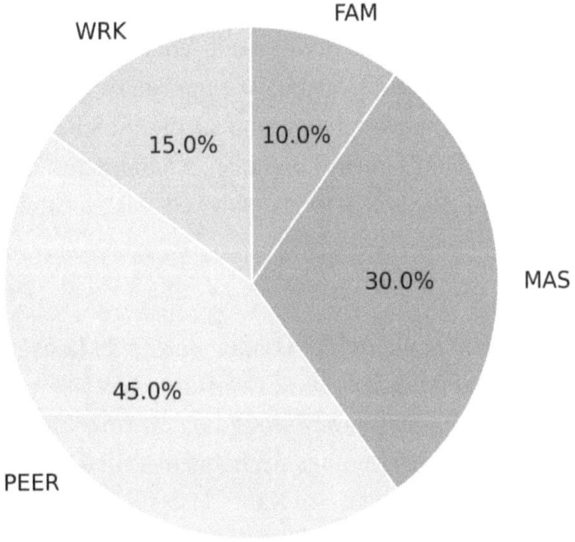

FAM: Familienerwartungen

MAS: Wahrgenommene Männlichkeit und Rauchen

PEER: Einfluss von Gleichaltrigen und soziale Normen

WRK: Arbeitsplatzkultur

Diese Grafik zeigt den bedeutenden Einfluss sozialer Faktoren auf die Raucherentwöhnung bei Männern. Gruppendruck und gesellschaftliche Normen scheinen eine wesentliche Rolle zu spielen, was darauf hindeutet, dass Interventionen in diesen Bereichen von Vorteil sein könnten. Während die Arbeitsplatzkultur ebenfalls einen Beitrag leistet, scheint ihr Einfluss im Vergleich zu größeren sozialen Kreisen und wahrgenommener Männlichkeit weniger ausgeprägt zu sein. Die Auseinandersetzung mit dem internalisierten Druck, den Männer möglicherweise verspüren, um sich bestimmten männlichen Idealen anzupassen, insbesondere in Bezug auf das Rauchen, ist entscheidend für erfolgreiche Entwöhnungsprogramme.

Körperliche Veränderungen

Mit dem Rauchstopp setzen vielfältige körperliche Veränderungen ein, die sowohl positive als auch vorübergehend unangenehme Aspekte umfassen können. Bereits 20 Minuten nach der letzten Zigarette sinken Puls und Blutdruck. Innerhalb der nächsten 12 Stunden normalisiert sich der kohlenmonoxidspiegel im Blut, wodurch die Sauerstoffversorgung des Körpers verbessert wird. Dies wirkt sich unter anderem positiv auf die körperliche Leistungsfähigkeit aus. Ein Mann, der regelmäßig Sport treibt, bemerkt nach dem Rauchstopp möglicherweise eine gesteigerte Ausdauer und eine schnellere Regeneration. In den darauffolgenden zwei bis neun Monaten verbessern sich Lungenfunktion und Durchblutung, Husten und Kurzatmigkeit lassen nach. Der Körper regeneriert sich zunehmend, die flimmerhaerchen in den Atemwegen erholen sich und können wieder effektiv Schleim und Schadstoffe aus der Lunge transportieren. Ein positiver Effekt, der zu einer deutlich verbesserten Atemwegsgesundheit führt. Im Verlauf des ersten Jahres nach der Tabakentwöhnung sinkt das Risiko für koronare Herzkrankheiten, einen Herzinfarkt, auf die Hälfte im Vergleich zu einem Raucher. Nach fünf bis 15 Jahren gleicht sich das Schlaganfallrisiko dem eines Nichtrauchers an. Nach zehn Jahren reduziert sich das Risiko für Lungenkrebs um etwa 50 Prozent, auch das Risiko für Krebs in Mundhöhle, Rachen, Speiseröhre, Blase, Niere und Bauchspeicheldrüse verringert sich erheblich. Nach 15 Jahren ohne Zigarette entspricht das Risiko für koronare Herzkrankheiten dem eines Menschen, der nie geraucht hat.

Neben diesen langfristigen gesundheitlichen Vorteilen können in den ersten Wochen nach dem Rauchstopp auch einige körperliche Begleiterscheinungen auftreten. Hierzu zählen unter anderem:

- gesteigerter Appetit und Heißhunger

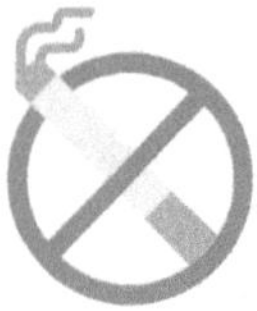

- Gewichtszunahme
- Verstopfung
- Schlafstörungen
- Konzentrationsschwierigkeiten
- erhöhte Reizbarkeit

Diese Symptome sind in der Regel vorübergehend und verschwinden meist innerhalb weniger Wochen. Sie sind ein Zeichen dafür, dass sich der Körper von den Auswirkungen des Nikotins befreit und seine normalen Funktionen wiederherstellt. Um den gesteigerten Appetit und eine mögliche Gewichtszunahme zu kontrollieren, ist eine ausgewogene Ernährung mit viel Obst und Gemüse ratsam. Regelmäßige Bewegung lenkt nicht nur vom Verlangen nach Zigaretten ab, sondern unterstützt auch die Gewichtskontrolle und fördert das allgemeine Wohlbefinden. Ausreichend Schlaf und Entspannungstechniken wie Yoga oder Meditation können bei Schlafstörungen und Reizbarkeit helfen. Sollten die Entzugssymptome stark ausgeprägt sein oder über einen längeren Zeitraum anhalten, ist es empfehlenswert, ärztlichen Rat einzuholen. Es gibt verschiedene Möglichkeiten, diese Symptome zu lindern und den Rauchstopp erfolgreich zu meistern. Die positiven körperlichen Veränderungen, die mit dem Rauchstopp einhergehen, überwiegen die vorübergehenden Beschwerden deutlich und tragen maßgeblich zu einem gesünderen und längeren Leben bei.

Auswirkungen des Rauchstopps (Männer)

Positive körperliche Veränderungen nach Rauchstopp

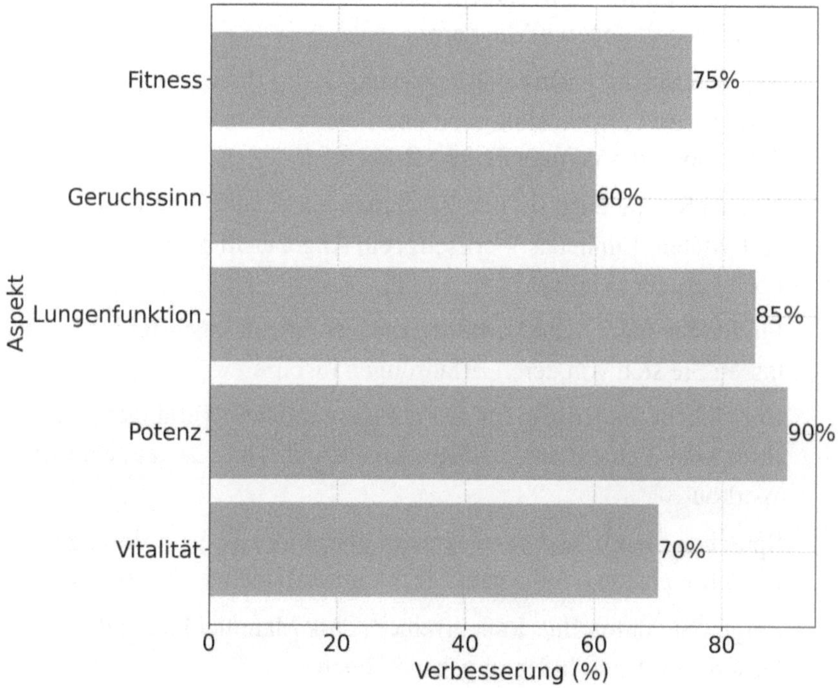

FIT: Fitness

GER: Geruchssinn

LUN: Lungenfunktion

POT: Potenz

VIT: Vitalität

Das Balkendiagramm visualisiert die Verbesserung verschiedener körperlicher Aspekte nach dem Rauchstopp bei Männern. Eine gesteigerte Lungenfunktion und Fitness ermöglichen höhere sportliche Belastbarkeit. Verbesserte Durchblutung und Sauerstoffversorgung führen zu gesteigerter Potenz und allgemeiner Vitalität.

Konkrete Ratschläge

- Verankern Sie Ihre Rauchfreiheit in Ihrem männlichen Selbstverständnis: Sehen Sie den Rauchstopp als Ausdruck von Stärke und Selbstkontrolle.
- Suchen Sie den Wettkampf und die Herausforderung: Messen Sie Ihre Fortschritte beim Rauchstopp wie sportliche Erfolge und teilen Sie diese mit anderen Männern.
- Betonen Sie die positiven Auswirkungen des Rauchstopps auf Ihre körperliche Leistungsfähigkeit und Potenz: Mehr Energie, bessere Ausdauer – das ist männliche Stärke.
- Nutzen Sie die eingesparten Zigarettengelder für typisch männliche Aktivitäten: Ein neues Werkzeug, ein Angelausflug, ein hochwertiger Whisky.
- Finden Sie männliche Vorbilder, die erfolgreich rauchfrei leben und lassen Sie sich von deren Erfahrungen inspirieren.
- Entwickeln Sie Rituale für den Umgang mit dem Verlangen, die Ihrer Männlichkeit entsprechen: Eine Runde Holzhacken, ein Box-Workout.
- Sprechen Sie mit anderen Männern über Ihre Herausforderungen beim Rauchstopp und bauen Sie ein unterstützendes Netzwerk auf.
- Zeigen Sie durch Ihre Rauchfreiheit, dass Männlichkeit und Gesundheit Hand in Hand gehen können.
- Sehen Sie den Rauchstopp als Investition in Ihre Zukunft und die Ihrer Familie: Ein gesunder Vater, ein starker Partner.
- Konzentrieren Sie sich auf die Vorteile für Ihr äußeres Erscheinungsbild: Bessere Haut, weißere Zähne, frischer Atem.

4. 3 Gemeinsame Herausforderungen

Partnerschaft, Beruf und soziales Umfeld beeinflussen den Rauchstopp maßgeblich. Unterschiedliche Dynamiken und Herausforderungen können die Motivation mindern und Rückfälle begünstigen. Von finanziellen Sorgen bis hin zu Gruppenzwang – dieses Kapitel beleuchtet die vielschichtigen Hürden auf dem Weg zur Rauchfreiheit. Erfahren Sie, wie Sie diese meistern und Ihre Erfolgschancen nachhaltig steigern.

Ein gemeinsamer Rauchstopp erfordert individuelle Strategien und gegenseitige Unterstützung, um langfristigen Erfolg zu gewährleisten.

Partnerschaftliche Dynamiken

Der gemeinsame Rauchstopp in einer Partnerschaft erfordert eine abgestimmte Strategie, da die Dynamik zwischen den Partnern den Erfolg maßgeblich beeinflusst. Raucht der Partner ebenfalls, steigt die Wahrscheinlichkeit, dass auch der andere Partner raucht [s108]. Diese Situation erfordert offene Kommunikation und die Bereitschaft beider Partner, ihre Gewohnheiten zu ändern. Ein gemeinsamer Rauchstopp kann die Erfolgschancen erhöhen, da sich die Partner gegenseitig motivieren und unterstützen können. Gleichzeitig ist es wichtig, individuelle Bedürfnisse und Strategien zu berücksichtigen. So könnte ein Partner Nikotinersatzpräparate bevorzugen, während der andere auf Entspannungstechniken setzt. Neben dem Rauchstatus des Partners spielen auch sozioökonomische Faktoren, wie ein geringes Einkommen, eine Rolle. Ein geringes Einkommen kann die Raucherentwöhnung erschweren [s108]. Hierbei können finanzielle Sorgen und der Stress, der mit finanziellen Schwierigkeiten einhergeht, die Motivation zum Rauchstopp mindern und Rückfälle begünstigen. In solchen Situationen ist es hilfreich, sich über finanzielle Unterstützungsmöglichkeiten, wie beispielsweise staatliche Zuschüsse für Raucherentwöhnungsprogramme, zu informieren. Zusätzlich können Strategien zur Stressbewältigung, wie achtsamkeitsuebungen oder sportliche Aktivitäten, unterstützend wirken und helfen, mit dem Verlangen nach Zigaretten umzugehen. Auch der Freundeskreis beeinflusst den Rauchstopp. Das Anbieten von Zigaretten im Freundeskreis kann die Raucherentwöhnung behindern, da es als Geste der Freundschaft interpretiert wird [s109]. In diesem Fall ist es ratsam, das Umfeld über den Rauchstopp zu informieren und um Unterstützung zu bitten. Die Freunde können dazu beitragen, indem sie in Gegenwart des Ex-Rauchers nicht rauchen oder ihn aktiv in rauchfreien Aktivitäten unterstützen. Ähnlich wirken kulturelle Normen und Traditionen, die das Rauchen fördern. Religiöse Feste, bei denen das Rauchen üblich ist, können zu Rückfällen führen [s109]. Hier ist es wichtig, sich der eigenen Risikosituationen bewusst zu sein und alternative Verhaltensweisen zu entwickeln, um den Verführungen zu widerstehen. Falsche Annahmen über die gesundheitlichen Folgen des Rauchstopps können ebenfalls die Motivation mindern. Die Befürchtung, dass der Rauchstopp gesundheitsschädlich sein könnte, ist unbegründet und wissenschaftlich widerlegt [s109]. Stattdessen verbessert der Rauchstopp die Gesundheit signifikant. Zudem können negative Erfahrungen mit Hilfsangeboten die Inanspruchnahme professioneller Unterstützung verhindern. Sprachbarrieren oder mangelnde Zugänglichkeit sollten jedoch kein Hindernis sein, Hilfe zu suchen [s109]. Es gibt vielfältige Angebote, die auf unterschiedliche Bedürfnisse zugeschnitten sind. Eine Recherche im Internet oder ein Gespräch mit dem Hausarzt können helfen, das passende Angebot zu finden.

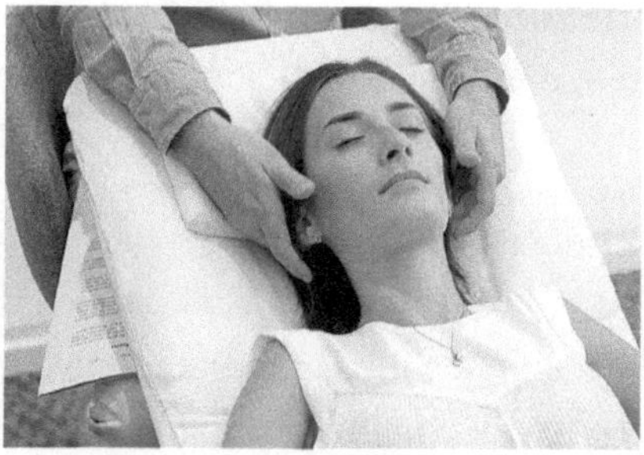

Entspannungstechniken [i18]

Gut zu wissen

Entspannungstechniken

Entspannungstechniken, wie Yoga, Meditation oder progressive Muskelentspannung, können helfen, Stress und das Verlangen nach Zigaretten zu bewältigen, die während der Rauchentwöhnung auftreten können.

Nikotinersatzpräparate

Nikotinersatzpräparate, wie Nikotinpflaster, -kaugummis oder -lutschtabletten, können helfen, die körperlichen Entzugserscheinungen während eines Rauchstopps zu lindern, indem sie dem Körper weiterhin Nikotin in kontrollierten Dosen zuführen, ohne die schädlichen Substanzen des Tabakrauchs.

sozioökonomische Faktoren

Sozioökonomische Faktoren, wie Einkommen, Bildung und soziales Umfeld, können die Wahrscheinlichkeit des Rauchens und den Erfolg der Rauchentwöhnung beeinflussen. Beispielsweise können finanzielle Sorgen oder ein Mangel an Unterstützung die Herausforderungen der Rauchentwöhnung verstärken.

Beziehungskonflikte während Aufhörversuchen

Häufige Konfliktbereiche in Partnerschaften während der Raucherentwöhnung.

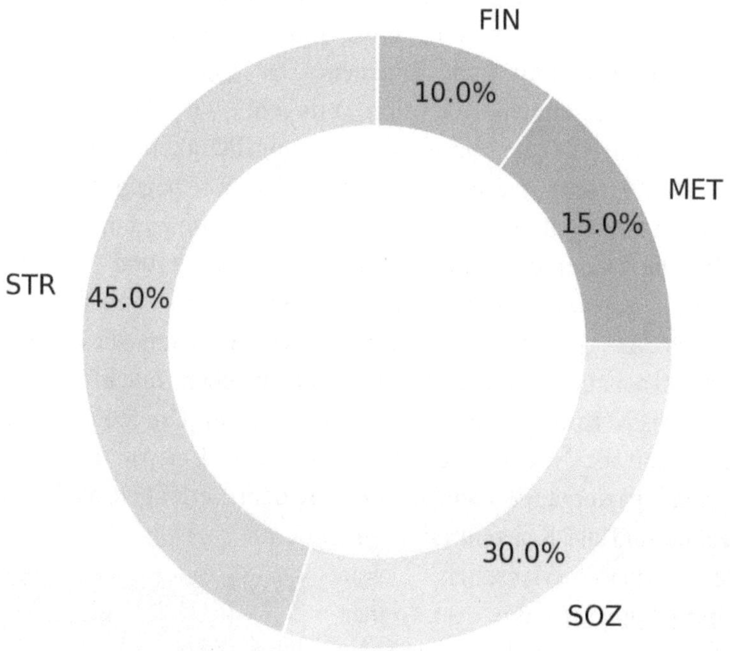

FIN: Finanzielle Bedenken
MET: Entwöhnungsmethode
SOZ: Änderungen der sozialen Routine
STR: Stress/Reizbarkeit

Stress und Reizbarkeit im Zusammenhang mit Entzugssymptomen scheinen die bedeutendste Konfliktquelle zu sein, was darauf hindeutet, dass Partner diese Herausforderungen verstehen und bewältigen müssen. Schwierigkeiten bei der Änderung sozialer Routinen und der Gestaltung neuer gemeinsamer Aktivitäten tragen ebenfalls erheblich dazu bei, was die Bedeutung der proaktiven Etablierung neuer gesunder Gewohnheiten unterstreicht. Während finanzielle Bedenken und Meinungsverschiedenheiten über Entwöhnungsmethoden eine geringere Rolle spielen, verdienen sie dennoch Aufmerksamkeit, um ein unterstützendes Umfeld für das Aufhören zu gewährleisten.

Berufliche Integration

Der berufliche Wiedereinstieg oder die Beibehaltung der Arbeitsstelle während und nach einer Tabakentwöhnung kann durch verschiedene Faktoren beeinflusst werden. Eine Nikotinabhängigkeit kann sich auf die Arbeitsleistung auswirken, etwa durch Konzentrationsstörungen oder vermehrte Pausen zum Rauchen. Der Entzug wiederum kann zusätzliche Belastungen mit sich bringen, wie Gereiztheit oder Schlafstörungen, die die berufliche Leistungsfähigkeit beeinträchtigen können [s110]. Um diesen Schwierigkeiten zu begegnen, ist eine frühzeitige Planung und Vorbereitung des Rauchstopps am Arbeitsplatz sinnvoll. Dies kann das Informieren von Kollegen und Vorgesetzten über die geplante Entwöhnung sowie das Schaffen einer unterstützenden Umgebung beinhalten. Konkret kann dies bedeuten, dass der Arbeitsplatz während der ersten Wochen rauchfrei gestaltet wird oder dass Kollegen gebeten werden, in der Umgebung nicht zu rauchen. Auch die Nutzung von Pausenzeiten für Entspannungsübungen oder kurze Spaziergänge kann helfen, mit dem Verlangen nach Nikotin umzugehen und die Konzentration zu fördern.

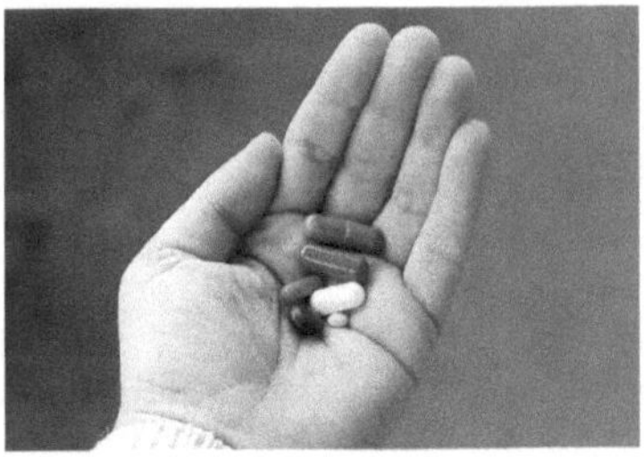

Suchterkrankungen [i19]

Gerade für Menschen mit Suchterkrankungen, die an einer Tabakentwöhnung interessiert sind, ist die Integration von Entwöhnungsdiensten in bestehende Behandlungsprogramme wichtig [s110]. Die gleichzeitige Behandlung von mehreren Süchten kann jedoch komplex sein und erfordert eine koordinierte Vorgehensweise. Hierbei ist es entscheidend, dass die Behandlungsteams über die nötige Expertise in der Behandlung von Nikotinabhängigkeit verfügen und die spezifischen Bedürfnisse der Betroffenen berücksichtigen. So kann die gleichzeitige Bewältigung von Alkohol- und Nikotinabhängigkeit für den Einzelnen eine besondere Belastung darstellen, wodurch die Rückfallgefahr erhöht sein kann. Eine individualisierte Therapie, die sowohl auf die Suchtproblematik als auch auf die berufliche Situation

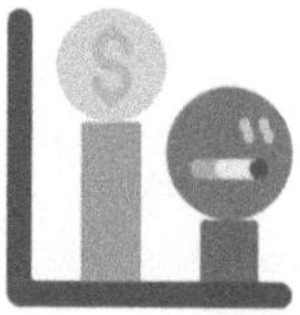

eingeht, kann hier den Erfolg der Entwöhnung maßgeblich unterstützen und den beruflichen Wiedereinstieg oder die Sicherung des bestehenden Arbeitsplatzes erleichtern. Eine solche Therapie kann beispielsweise Strategien zur Stressbewältigung am Arbeitsplatz, zur Vermeidung von Risikosituationen und zum Umgang mit Verlangen nach Suchtmitteln vermitteln. Auch die Zusammenarbeit mit dem Arbeitgeber kann im Rahmen der beruflichen Integration hilfreich sein, um ein unterstützendes Arbeitsumfeld zu schaffen und mögliche Schwierigkeiten frühzeitig zu adressieren.

Gut zu wissen

Entzug

Die körperlichen und psychischen Symptome, die auftreten, wenn eine Person mit einer Substanzabhängigkeit die Substanz nicht mehr konsumiert. Im Kontext der Rauchentwöhnung kann dies zu Gereiztheit, Schlafstörungen, Konzentrationsschwierigkeiten und starkem Verlangen nach Nikotin führen.

Nikotinabhängigkeit

Eine körperliche und psychische Abhängigkeit von Nikotin, die das Aufhören des Rauchens oder Tabakkonsums erschwert.

Rückfall

Die Rückkehr zum Rauchen oder Tabakkonsum nach einer Phase der Abstinenz. Rückfälle sind im Prozess der Rauchentwöhnung häufig und sollten als Möglichkeit zum Lernen und Anpassen der Strategien betrachtet werden.

Suchterkrankungen

Krankheiten, die durch einen zwanghaften Konsum von Substanzen oder Verhaltensweisen gekennzeichnet sind, trotz negativer Konsequenzen. Bei der Rauchentwöhnung ist es wichtig, bestehende Suchterkrankungen zu berücksichtigen, da sie den Prozess erschweren und eine zusätzliche Behandlung erfordern können.

Effektivität von Strategien zur Raucherentwöhnung am Arbeitsplatz

Vergleich der Erfolgsraten verschiedener Strategien.

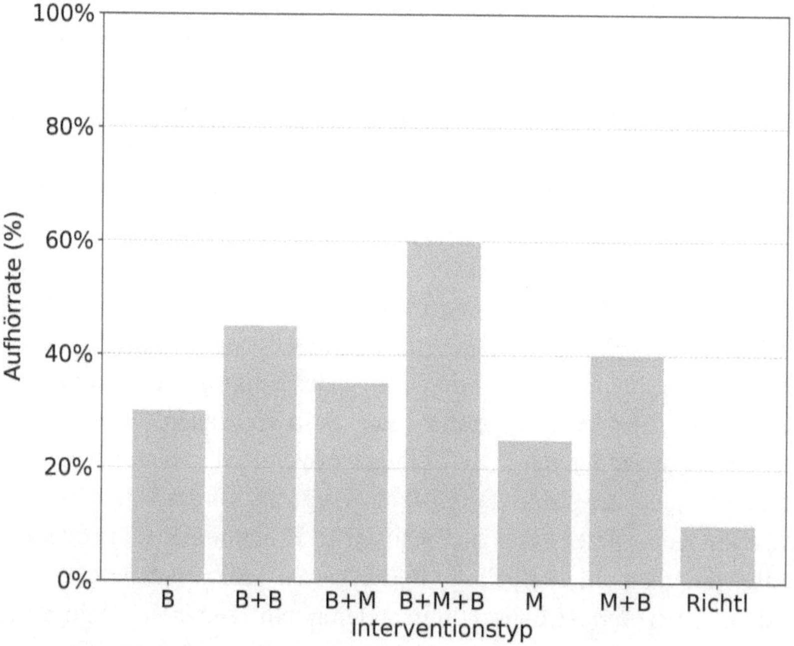

B: Beratung (Einzel/Gruppe)

B+B: Beratung + Medikation

B+M: Richtlinie + Medikation

B+M+B: Richtlinie + Medikation + Beratung

M: Medikation (NRT, Bupropion, etc.)

M+B: Richtlinie + Beratung

Richtl: Nur Richtlinie (Rauchfreier Arbeitsplatz)

Kombinationsstrategien mit Beratung und Medikation zeigen die höchsten Aufhörraten. Während einzelne Ansätze wie Medikation oder Beratung allein eine gewisse positive Wirkung zeigen, ist ihre Effektivität deutlich geringer als bei kombinierten Maßnahmen. Reine Richtlinien-Interventionen zeigen zwar die niedrigsten Aufhörraten, unterstreichen aber die Notwendigkeit unterstützender Maßnahmen neben Einschränkungen.

Langfristige Motivation

Langfristige Motivation ist für eine erfolgreiche Tabakentwöhnung unerlässlich. Nach anfänglicher Euphorie kann die Motivation nachlassen, was Rückschläge begünstigt. Daher ist es wichtig, Strategien zu entwickeln, die die Motivation über einen längeren Zeitraum aufrechterhalten. Gamification, also die Integration spielerischer Elemente, kann hier wirksam sein [s111]. So können tägliche motivierende Nachrichten, in Apps integriert, kleine Erfolgserlebnisse schaffen und die Motivation stärken. Virtuelle Belohnungen oder das Erreichen neuer Level in einem App-basierten Programm bieten zusätzliche Anreize und fördern das Durchhaltevermögen. Das Verfolgen des Fortschritts, unter anderem durch das Festhalten rauchfreier Tage oder eingesparter Geldsummen, visualisiert Erfolge und stärkt das Selbstvertrauen. Die Nutzung digitaler Anwendungen zur Tabakentwöhnung bietet vielfältige Möglichkeiten, die Motivation langfristig zu fördern [s112]. Diese Anwendungen bieten oft personalisierte Programme und interaktive Tools, die den individuellen Bedürfnissen der Nutzenden gerecht werden. Auch der Austausch mit anderen Nutzenden in Online-Foren oder Supportgruppen kann die Motivation stärken und das Gefühl der Gemeinschaft fördern. Dabei ist es hilfreich, sich realistische Ziele zu setzen und diese schrittweise zu erhöhen. Anstatt sofort komplett auf Zigaretten zu verzichten, könnte man zunächst die Anzahl der täglich gerauchten Zigaretten reduzieren. Jeder erfolgreiche Schritt, wie etwa eine rauchfreie Woche, stärkt das Selbstvertrauen und motiviert dazu, den nächsten Schritt zu gehen. Wichtig ist auch, sich der eigenen Risikosituationen bewusst zu sein, in denen die Versuchung zu rauchen besonders groß ist. Dies können bestimmte Orte, gesellschaftliche Anlässe oder emotionale Zustände sein. Für solche Situationen sollte man vorab alternative Verhaltensweisen entwickeln, um den Verführungen widerstehen zu können. Ein Spaziergang an der frischen Luft, ein

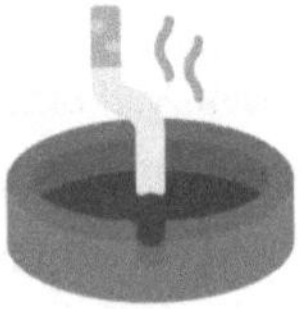

entspannendes Bad oder ein Gespräch mit einem Freund können helfen, das Verlangen nach einer Zigarette zu überwinden. Auch die Unterstützung durch das soziale Umfeld ist entscheidend für den langfristigen Erfolg. Familie und Freunde können den Rauchstopp aktiv unterstützen, indem sie in Gegenwart des Ex-Rauchers nicht rauchen und ihn bei seinen Bemühungen bestärken. Zusätzlich können professionelle Hilfsangebote, wie eine Verhaltenstherapie oder eine telefonische Beratung, wertvolle Unterstützung bieten und dabei helfen, die Motivation langfristig aufrechtzuerhalten. Selbst nach einem erfolgreichen Rauchstopp ist es wichtig, wachsam zu bleiben und die erlernten Strategien weiterhin anzuwenden, um einem Rückfall vorzubeugen.

Gut zu wissen

Apps

Mobile Anwendungen (Apps) können die Rauchentwöhnung durch Funktionen wie Fortschrittsverfolgung, Gamification, Nikotinentwöhnungs-Tagebücher und Zugang zu Support-Communities unterstützen. Sie bieten eine personalisierte und leicht zugängliche Unterstützung.

Euphorie

In Bezug auf die Rauchentwöhnung beschreibt Euphorie das anfängliche Hochgefühl und die Motivation, die oft zu Beginn des Rauchstopps erlebt werden. Diese Euphorie kann jedoch schnell abklingen und Platz für Entzugserscheinungen und das Verlangen nach Nikotin machen.

Gamification

Gamification nutzt spieltypische Elemente wie Punkte, Belohnungen und Wettbewerbe, um die Motivation zur Rauchentwöhnung zu steigern und langfristig zu erhalten. Dies kann besonders hilfreich sein, um die anfängliche Euphorie zu überwinden und Durchhaltevermögen zu fördern.

Motivation im Zeitverlauf

Visualisierung der Motivationsniveaus während der Aufhörreise.

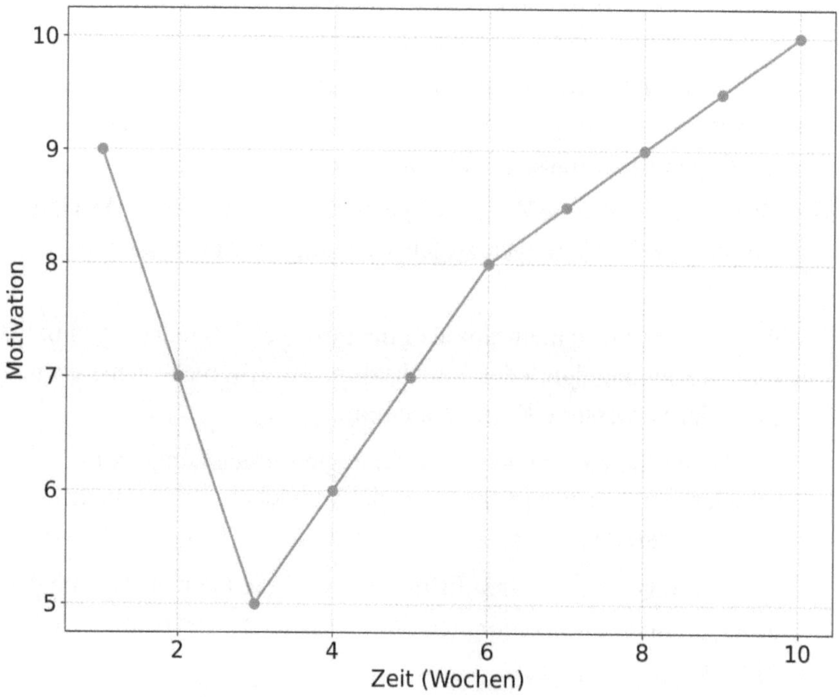

Die Motivation ist anfangs tendenziell hoch, sinkt während der Entzugs- und Verlangensperioden und steigt dann allmählich wieder an, wenn die Menschen die Vorteile des Aufhörens erleben. Die Schwankungen unterstreichen die Bedeutung kontinuierlicher Unterstützung und Bewältigungsstrategien.

Konkrete Ratschläge

- Schaffen Sie gemeinsam rauchfreie Zonen in Ihrem Zuhause und gestalten Sie diese aktiv gemütlich.
- Entwickeln Sie neue Rituale für gemeinsame Pausen, die das bisherige Rauchen ersetzen, wie z.B. einen kurzen Spaziergang oder ein gemeinsames Teeritual.
- Sprechen Sie offen über die geschlechtsspezifischen Herausforderungen beim Rauchstopp, wie z.B. hormonelle Schwankungen oder gesellschaftliche Erwartungen.
- Unterstützen Sie sich gegenseitig bei der Suche nach individuellen Bewältigungsstrategien für das Rauchverlangen, die auf die jeweiligen Bedürfnisse abgestimmt sind.
- Vereinbaren Sie feste Zeiten für gemeinsame, rauchfreie Aktivitäten, um positive Erinnerungen zu schaffen und die Motivation zu stärken.
- Reflektieren Sie gemeinsam über die positiven Veränderungen in Ihrer Beziehung durch den Rauchstopp, wie z.B. mehr gemeinsame Zeit oder verbesserte Kommunikation.
- Erarbeiten Sie eine gemeinsame Strategie für den Umgang mit schwierigen Situationen, in denen die Versuchung zum Rauchen besonders groß ist.
- Feiern Sie gemeinsam Ihre Erfolge, sowohl die kleinen als auch die großen, um die Motivation und das gegenseitige Verständnis zu fördern.
- Gestalten Sie Ihre gemeinsame Freizeit aktiv und abwechslungsreich, um die Gedanken an das Rauchen zu verdrängen und neue Interessen zu entdecken.
- Nutzen Sie die gemeinsame Herausforderung des Rauchstopps, um Ihre Beziehung zu stärken und ein tieferes Verständnis füreinander zu entwickeln.

Rückblick - 4. Geschlechterspezifische Aspekte

Die Rauchentwöhnung ist ein individueller Prozess, der sowohl von körperlichen als auch von psychosozialen Faktoren beeinflusst wird. Geschlechtsspezifische Unterschiede spielen dabei eine wichtige Rolle und sollten bei der Entwicklung einer persönlichen Rauchstopp-Strategie berücksichtigt werden. So ist bekannt, dass hormonelle Schwankungen im weiblichen Zyklus das Rauchverlangen beeinflussen können. Sie sollten daher Ihren Zyklus beobachten und in Erwägung ziehen, Ihren Rauchstopp in einer Phase mit günstigeren hormonellen Bedingungen zu beginnen. Die weit verbreitete Angst vor einer Gewichtszunahme nach dem Rauchstopp lässt sich durch eine Kombination aus bewusster Ernährung, regelmäßiger Bewegung und gegebenenfalls professioneller Beratung erfolgreich managen. Achten Sie darauf, negative Emotionen in Bezug auf Ihr Körperbild zu adressieren und positive Selbstgespräche zu fördern.

Auch für Männer stellt die Rauchentwöhnung eine besondere Herausforderung dar. Gerade im Kontext von Männlichkeit und Leistungsdruck kann der Rauchstopp als Zeichen von Schwäche missinterpretiert werden. Hier ist es wichtig, die verknüpften Rollenbilder zu hinterfragen und sich auf die tatsächlichen Vorteile der Rauchfreiheit zu konzentrieren – mehr Energie, gesteigerte Fitness und ein verbessertes Selbstwertgefühl. Setzen Sie sich realistische Ziele, verfolgen Sie Ihre Fortschritte und belohnen Sie sich für erreichte Meilensteine. Der Austausch mit anderen Männern, die erfolgreich mit dem Rauchen aufgehört haben, in Selbsthilfegruppen oder Online-Foren, kann wertvolle Unterstützung bieten und neue Perspektiven eröffnen. Seien Sie sich der Marketingstrategien der Tabakindustrie bewusst, die oft traditionelle Männlichkeitsbilder mit Rauchen verknüpfen und lassen Sie sich davon nicht beeinflussen.

Unabhängig vom Geschlecht spielen soziale und partnerschaftliche Dynamiken eine entscheidende Rolle. Ein gemeinsamer Rauchstopp mit dem Partner kann die Erfolgschancen erhöhen, erfordert aber klare Absprachen und die Berücksichtigung individueller Bedürfnisse. Informieren Sie Ihr Umfeld über Ihren Rauchstopp und bitten Sie um Unterstützung. Offene Kommunikation über die eigenen Herausforderungen und Erfolge kann den Druck reduzieren und das Verständnis fördern. Sozioökonomische Faktoren, wie finanzielle Sorgen, können die Rauchentwöhnung zusätzlich erschweren. Scheuen Sie sich nicht, professionelle Hilfe in Anspruch zu nehmen und sich über finanzielle Unterstützungsmöglichkeiten zu informieren.

Die körperlichen Veränderungen nach dem Rauchstopp sind vielfältig und reichen von kurzfristigen Entzugserscheinungen wie gesteigertem Appetit und Schlafstörungen bis hin zu langfristigen gesundheitlichen Verbesserungen. Integrieren Sie Strategien zur Bewältigung dieser Herausforderungen in Ihren Alltag – eine ausgewogene Ernährung, regelmäßige Bewegung und Entspannungstechniken können Ihnen helfen, die Anfangsphase erfolgreich zu meistern. Nutzen Sie digitale Tools, wie Apps, um Ihre Fortschritte zu verfolgen, sich zu motivieren und mit anderen Ex-Rauchern in Kontakt zu treten. Denken Sie daran: Jeder Schritt in Richtung Rauchfreiheit ist ein Erfolg und trägt zu einem gesünderen und selbstbestimmteren Leben bei. Bleiben Sie dran, auch wenn es Rückschläge gibt – langfristige Motivation ist der Schlüssel zum Erfolg. Sie schaffen das!

5. Nachhaltige Tabakfreiheit

Warum gelingt es manchen Menschen mühelos rauchfrei zu bleiben, während andere immer wieder rückfällig werden? Der Weg in ein dauerhaft rauchfreies Leben gleicht einer Reise, bei der jeder Schritt zählt und neue Perspektiven entstehen. Erfolgreiche Ex-Rauchende haben eines gemeinsam: Sie haben nicht nur mit dem Rauchen aufgehört, sondern ihr Leben neu ausgerichtet. Die gewonnene Freiheit vom Tabak eröffnet Chancen für positive Veränderungen in allen Lebensbereichen. In diesem Kapitel entdecken Sie die entscheidenden Strategien, die den Unterschied zwischen einem temporären Rauchstopp und echter Tabakfreiheit ausmachen.

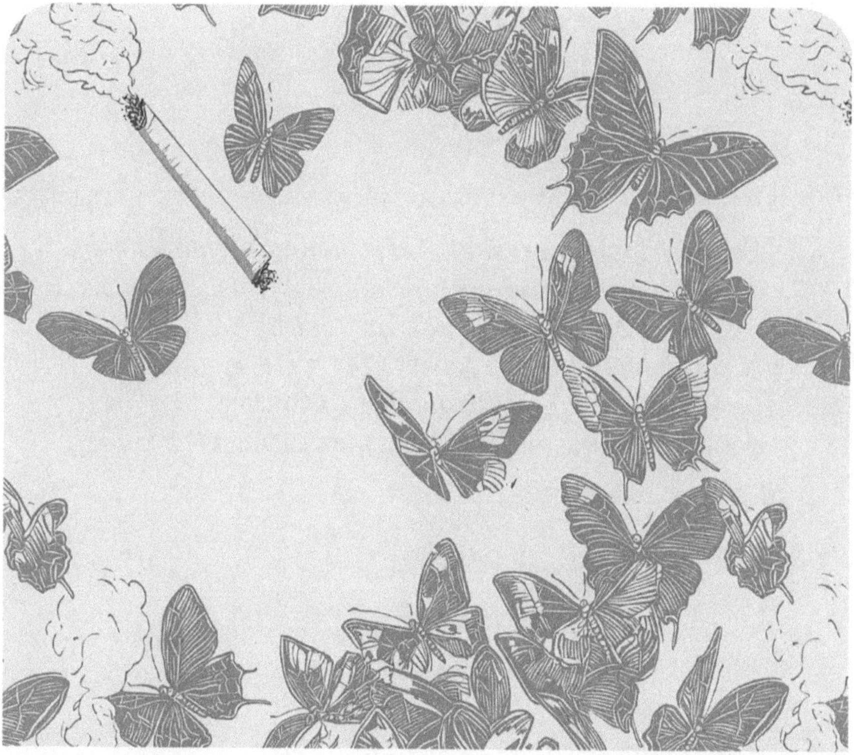

5. 1 Rückfallprophylaxe

Nachhaltige Tabakfreiheit erfordert mehr als nur den initialen Rauchstopp. Rückfallprophylaxe bietet konkrete Strategien, um langfristig rauchfrei zu bleiben und den zahlreichen Herausforderungen nach der Entwöhnung erfolgreich zu begegnen. Sie befasst sich mit körperlichen und psychischen Warnsignalen, persönlichen Risikosituationen und dem Aufbau eines stabilen Fundaments für anhaltende Abstinenz. Dieser Abschnitt beleuchtet die wichtigsten Aspekte der Rückfallprophylaxe und zeigt Ihnen, wie Sie Ihre Chancen auf dauerhafte Tabakfreiheit maximieren können. Bereiten Sie sich vor und erfahren Sie, wie Sie auch langfristig stark und rauchfrei bleiben.

Entzugssymptome sind zwar unangenehm, aber vorübergehend und ein wichtiges Warnsignal, das zeigt, dass der Körper sich von der Nikotinabhängigkeit befreit. Sie zu erkennen und gezielt Bewältigungsstrategien anzuwenden, stärkt die Widerstandsfähigkeit gegenüber einem Rückfall.

Warnsignale erkennen

Der Weg zur tabakabstinenz ist oft von Stolpersteinen gesäumt, die als Warnsignale für einen möglichen Rückfall gedeutet werden können. Diese Signale frühzeitig zu erkennen, erhöht die Chance, einen Rückfall abzuwenden und dauerhaft rauchfrei zu bleiben. Besonders die ersten Tage nach dem Rauchstopp sind kritisch, da in dieser Zeit die Entzugssymptome am stärksten sind [s113]. Der Körper reagiert auf den Nikotinentzug mit verschiedenen körperlichen und psychischen Symptomen. Konzentrationsschwierigkeiten, gesteigerter Appetit, Unruhe und Reizbarkeit sind nur einige Beispiele. Diese Symptome sind zwar unangenehm, aber vorübergehend und ein Zeichen dafür, dass der Körper sich von der nikotinabhaengigkeit befreit. Zu vergleichen ist es mit dem Entzug anderer Substanzen, bei denen ebenfalls körperliche und psychische Symptome auftreten. Wer diese Entzugssymptome als Warnsignal versteht und sich ihrer Vergänglichkeit bewusst ist, ist besser gewappnet, einem Rückfall zu widerstehen. Ein hilfreiches Werkzeug zur Einschätzung der Nikotinabhängigkeit und des damit verbundenen Rückfallrisikos ist der Fagerström-Test [s113]. Anhand des Testergebnisses lässt sich die geeignete Therapieform auswählen und so die Erfolgschancen der Rauchentwöhnung erhöhen. Neben den körperlichen Entzugssymptomen gibt es auch psychische Warnsignale, die auf einen drohenden Rückfall hindeuten können. - Starker Rauchverlangen - - Gedanken an positive Aspekte des Rauchens - - Vermehrter Stress und Anspannung - - Schlafstörungen - - Negative Gefühle wie Angst oder Depressionen. Diese Signale treten nicht immer alle gleichzeitig auf und ihre Intensität kann variieren. Wichtig ist, diese Gefühle und Gedanken nicht zu ignorieren, sondern als das zu erkennen, was sie sind: Warnsignale, die einen Rückfall ankündigen. Anstatt diesen Gefühlen nachzugeben, ist es ratsam, sich Strategien zur Bewältigung zurechtzulegen. Ein Spaziergang an der frischen Luft, Entspannungstechniken oder ein Gespräch mit einer Vertrauensperson können helfen, das Rauchverlangen zu überwinden und einen Rückfall zu verhindern. Auch wenn die ersten Tage besonders kritisch sind, bleibt das Rückfallrisiko langfristig bestehen [s113]. Selbst nach einem Jahr Abstinenz besteht noch eine Wahrscheinlichkeit für einen Rückfall. Daher ist es wichtig, auch nach längerer Rauchfreiheit achtsam zu bleiben und auf Warnsignale zu achten. Die Auseinandersetzung mit den eigenen Risikosituationen und die Entwicklung individueller Bewältigungsstrategien bleiben auch langfristig wichtige Bestandteile der Rückfallprophylaxe. So kann die erfolgreiche Tabakabstinenz dauerhaft gesichert werden.

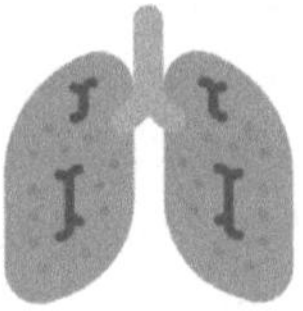

Gut zu wissen

Risikosituationen

Situationen oder Umstände, die das Verlangen nach Zigaretten verstärken und die Wahrscheinlichkeit eines Rückfalls erhöhen.

Rückfall-Warnsignale

Häufigkeit und Intensität von Rückfall-Warnsignalen.

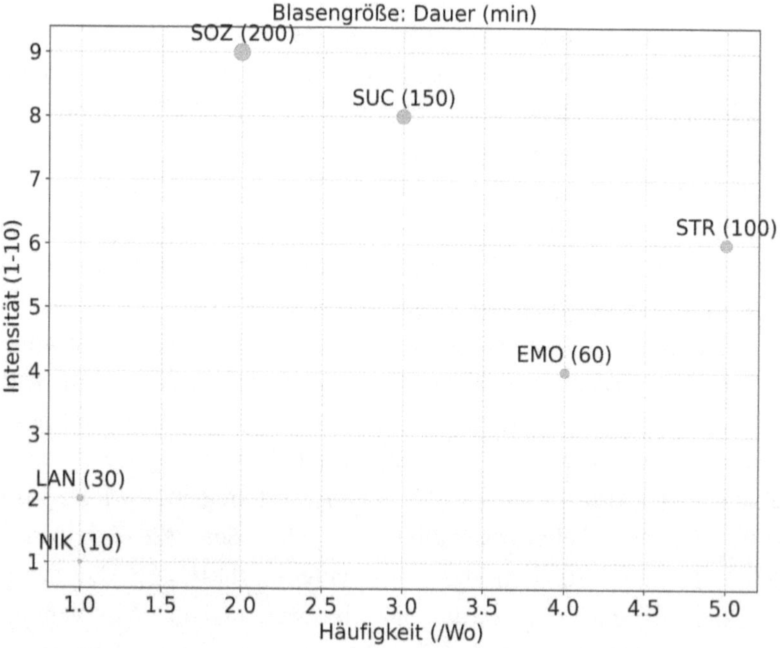

Blasengröße: Dauer (min)

EMO: Emotionale Belastung	LAN: Langeweile
NIK: Nikotinentzug	SOZ: Sozialer Druck
STR: Stress	SUC: Suchtdruck

Diese Grafik visualisiert häufige Rückfall-Auslöser. Größere Blasen stellen mehr Zeit dar, die mit dem Auslöser verbracht wird, während die Position auf der X-Achse die Häufigkeit und die Y-Achse die Intensität anzeigt. Häufige, intensive Auslöser (oberer rechter Quadrant) stellen das größte Risiko dar und erfordern proaktive Bewältigungsstrategien. Seltene, weniger intensive Auslöser (unterer linker Quadrant) erfordern möglicherweise weniger intensive Betreuung, sollten aber nicht ignoriert werden. Das Verständnis dieser Muster kann Einzelpersonen helfen, personalisierte Rückfallpräventionspläne zu entwickeln.

Notfallstrategien entwickeln

Notfallstrategien sind unerlässlich, um aufkommende Rückfallgedanken und -verlangen effektiv zu bewältigen. Der Rückfallprozess verläuft schrittweise und beginnt oft mit subtilen Veränderungen im emotionalen und mentalen Bereich [s114]. Daher ist es wichtig, frühzeitig individuelle Notfallpläne zu entwickeln, die auf die persönlichen Bedürfnisse und Risikosituationen zugeschnitten sind. Ein solcher Plan beinhaltet konkrete Handlungsanweisungen für verschiedene Phasen des Rückfallprozesses. Etwa bei einem emotionalen Rückfall, der sich durch verminderte Selbstfürsorge und ein allgemeines Unwohlsein äußert, könnte der Plan Aktivitäten wie Sport, Entspannungstechniken oder soziale Kontakte vorsehen [s114]. Diese Maßnahmen helfen, negative Emotionen zu regulieren und das Wohlbefinden zu steigern. Treten hingegen vermehrt Gedanken an den Tabakkonsum auf, also ein mentaler Rückfall, kann der Plan Strategien wie positive Selbstgespräche, Achtsamkeitsübungen oder das Aufschreiben der Gründe für die Rauchfreiheit beinhalten [s114]. So können die Gedanken an den Tabakkonsum unterbrochen und die Motivation zur Abstinenz gestärkt werden. Darüber hinaus ist es ratsam, im Notfallplan auch Kontaktinformationen von unterstützenden Personen, wie etwa einem Therapeuten oder einer Selbsthilfegruppe, zu notieren. Ein gut vorbereiteter Notfallplan dient als Kompass in kritischen Momenten und erhöht die Wahrscheinlichkeit, einen Rückfall erfolgreich abzuwenden. Ergänzend zur Entwicklung eines Notfallplans ist es wichtig, sich der eigenen Hochrisikosituationen bewusst zu werden und Strategien zu entwickeln, um diese zu vermeiden oder effektiv zu bewältigen [s114]. Das kann bedeuten, bestimmte Orte oder soziale Situationen vorerst zu meiden oder alternative Verhaltensweisen in diesen Situationen zu trainieren. So könnte jemand, der gewohnt war, nach dem Essen eine Zigarette zu rauchen, stattdessen einen Spaziergang machen oder ein zuckerfreies

Kaugummi kauen. Die Vermeidung von Hochrisikosituationen und die Anwendung der im Notfallplan festgelegten Strategien erhöhen die Chance, langfristig tabakfrei zu bleiben.

Gut zu wissen

Emotionaler Rückfall
Ein Zustand in der Rauchentwöhnung, der durch negative Emotionen wie Unwohlsein, Angst oder Frustration gekennzeichnet ist und das Risiko eines erneuten Tabakkonsums erhöht.

Hochrisikosituationen
Spezifische Situationen oder Umstände, die das Verlangen nach Tabak und das Risiko eines Rückfalls erhöhen. Beispiele hierfür sind Stress, soziale Anlässe mit rauchenden Personen oder bestimmte emotionale Zustände.

Notfallstrategien
Spezifische Maßnahmen, die im Voraus geplant werden, um in herausfordernden Situationen oder Momenten des Verlangens einen Rückfall zu verhindern. Sie dienen als konkrete Handlungsanweisungen und bieten Orientierung in kritischen Momenten der Rauchentwöhnung.

Rückfallprozess
Die schrittweise Entwicklung eines Rückfalls, die oft mit subtilen emotionalen und mentalen Veränderungen beginnt und zum erneuten Konsum von Tabak führen kann, wenn keine geeigneten Bewältigungsstrategien eingesetzt werden.

Wirksamkeit von Notfallstrategien

Erfolgsraten von Strategien zur Rückfallprävention

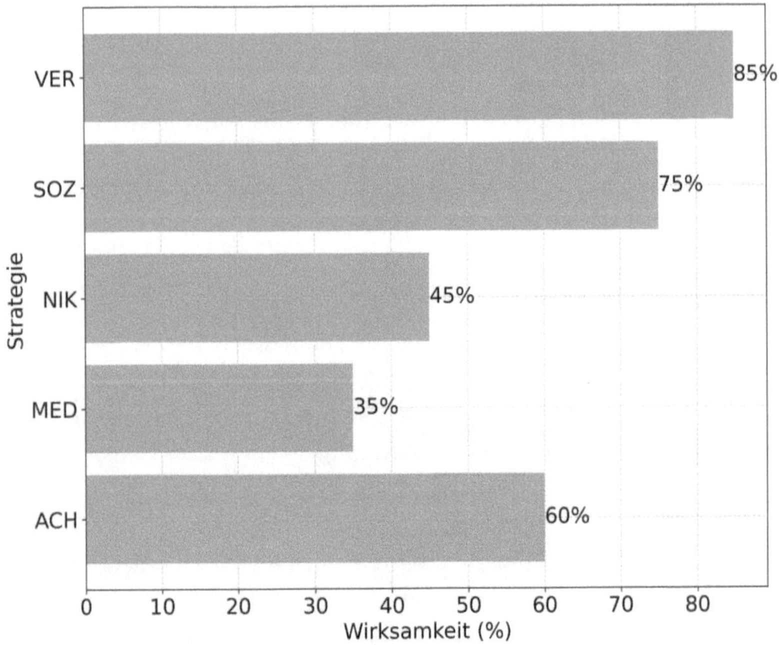

ACH: Achtsamkeit

MED: Medikamente

NIK: Nikotinersatz

SOZ: Soziale Unterstützung

VER: Verhaltensänderung

Das horizontale Balkendiagramm zeigt die relative Wirksamkeit verschiedener Notfallstrategien bei der Rauch- und Tabakentwöhnung. Strategien der Verhaltensänderung und soziale Unterstützung zeigen höhere Erfolgsraten, während Nikotinersatztherapie und Medikamente weniger wirksam zu sein scheinen. Achtsamkeitstechniken bieten eine moderate Unterstützung. Die Kombination verschiedener Ansätze könnte die Erfolgsaussichten verbessern.

Selbstvertrauen stärken

Selbstvertrauen spielt eine wichtige Rolle bei der Tabakentwöhnung. Die Zuversicht, auch in schwierigen Situationen rauchfrei zu bleiben, beeinflusst den Erfolg maßgeblich [s115]. Selbstwirksamkeit, also die Überzeugung, das eigene Verhalten kontrollieren zu können, ist nach Beginn des Rauchstopps ein besonders aussagekräftiger Faktor für die langfristige Abstinenz [s115]. Interessanterweise korreliert die nach dem Rauchstopp gemessene Selbstwirksamkeit stärker mit dem Erfolg als die zuvor gemessene [s115]. Diese Erkenntnis unterstreicht die Bedeutung der kontinuierlichen Selbstbeobachtung und Anpassung der Strategien während des Entwöhnungsprozesses. Bewegung kann, unter anderem, das Selbstvertrauen in die eigene Willenskraft fördern [s116]. Die Erfahrung, körperliche Herausforderungen zu meistern, überträgt sich auf die Entwöhnung und stärkt die Zuversicht, auch das Rauchverlangen zu überwinden [s116]. Ein aktiver Lebensstil trägt nicht nur zur körperlichen Gesundheit bei, sondern festigt auch das Selbstbild als Nichtraucher [s116]. Neben der Selbstwirksamkeit ist auch die realistische Einschätzung der eigenen Fähigkeiten wichtig [s117]. Ein übertriebenes Selbstvertrauen kann zu Nachlässigkeit in der Rückfallprophylaxe führen und das Risiko eines Rückfalls erhöhen [s117]. Die positiven Aspekte der Rauchfreiheit gewinnen mit zunehmender Abstinenz an Bedeutung [s117]. Diese zunehmende Wertschätzung der gesundheitlichen und persönlichen Vorteile stärkt die Motivation und das Selbstvertrauen in die getroffene Entscheidung [s117]. Gleichzeitig ist es wichtig, sich der hartnäckigen Fehlannahme bewusst zu sein, dass Rauchen Stress reduziert [s117].

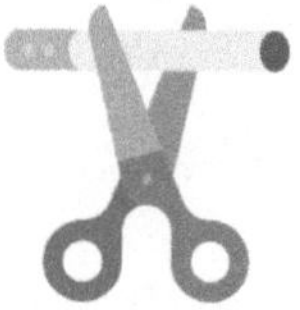

Diese Vorstellung kann auch nach längerer Abstinenz noch präsent sein und in Stresssituationen das Rauchverlangen auslösen [s117]. Die Auseinandersetzung mit dieser Fehlannahme und die Entwicklung alternativer Stressbewältigungsstrategien sind daher wichtige Bestandteile der

Rückfallprophylaxe. Traditionelle verhaltenstherapeutische Ansätze allein reichen möglicherweise nicht aus, um diese tiefsitzenden Überzeugungen zu verändern [s118]. Es ist daher ratsam, zusätzliche Methoden wie achtsamkeitsuebungen oder kognitive Umstrukturierung in die Therapie zu integrieren. Diese Techniken können dabei helfen, die automatischen Gedanken und Verhaltensmuster zu erkennen und zu verändern, die zum Rauchverlangen beitragen. Die Kombination aus Selbstwirksamkeit, realistischer Selbsteinschätzung und der aktiven Auseinandersetzung mit den eigenen Risikofaktoren bildet ein starkes Fundament für eine erfolgreiche und nachhaltige Tabakabstinenz.

Gut zu wissen

Abstinenz
Dauerhafter Verzicht auf Tabakkonsum und das Vermeiden von Rückfällen.

Selbstwirksamkeit
Das Vertrauen in die eigene Fähigkeit, mit schwierigen Situationen umzugehen und das Rauchverlangen zu kontrollieren, um langfristig rauchfrei zu bleiben.

Selbststärkende Methoden zur Rückfallprävention

Verteilung der Selbsthilfestrategien zur Raucherentwöhnung.

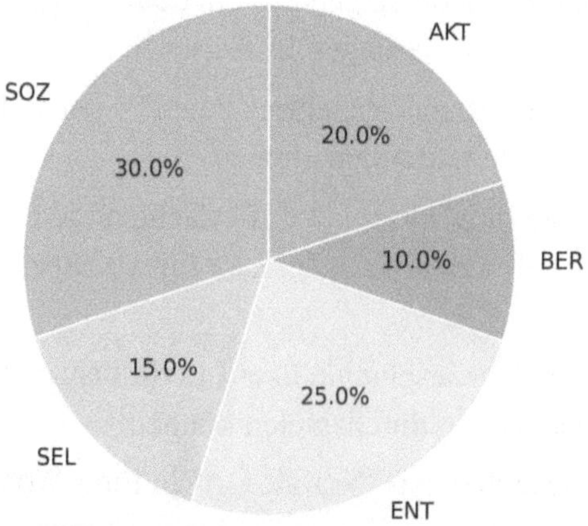

AKT: Angenehme Aktivitäten unternehmen
BER: Berufliche Begleitung (Therapie, Beratung)
ENT: Entspannungstechniken (Yoga, Meditation)
SEL: Selbstfürsorge-Aktivitäten (Bäder, Spaziergänge)
SOZ: Soziale Unterstützung (Freunde, Familie)

Diese Grafik zeigt die verschiedenen Ansätze, die Personen nutzen, um die Abstinenz vom Tabak aufrechtzuerhalten. Die Betonung auf soziale Unterstützung und Entspannungstechniken deutet auf die Wichtigkeit des Stressmanagements und der externen Verstärkung hin. Während professionelle Begleitung weniger prominent ist, unterstreicht ihre Präsenz den Wert von Expertenunterstützung auf dem Weg zum Aufhören. Die Priorisierung angenehmer Aktivitäten und achtsamer Selbstfürsorge verstärkt die Notwendigkeit positiver Verhaltensersetzungen, um die Gewohnheit des Rauchens zu ersetzen.

Konkrete Ratschläge

- Verknüpfen Sie bewusst positive Erinnerungen und Emotionen mit Ihrer Rauchfreiheit.
- Entwickeln Sie ein persönliches Ritual, das Sie täglich an Ihre Entscheidung erinnert, rauchfrei zu bleiben.
- Führen Sie ein "Erfolgstagebuch", in dem Sie Ihre Fortschritte, aber auch Ihre Herausforderungen festhalten.
- Suchen Sie sich einen "Rauchfrei-Paten" – jemanden, der Sie auf Ihrem Weg begleitet und unterstützt.
- Verändern Sie Ihre Perspektive: Betrachten Sie das Rauchverlangen nicht als Feind, sondern als Zeichen Ihres Körpers, sich zu verändern.
- Erfinden Sie eine Geschichte über Ihre Rauchfreiheit, die Sie immer wieder in Gedanken durchspielen können.
- Schaffen Sie sich einen "Notfall-Ort" in Ihrer Wohnung oder Umgebung, an den Sie sich zurückziehen können, wenn das Verlangen stark wird.
- Trainieren Sie Ihre "Nein-Sage-Muskeln": Üben Sie im Alltag, in verschiedenen Situationen freundlich aber bestimmt "Nein" zu Angeboten von Zigaretten zu sagen.
- Entwickeln Sie ein Belohnungssystem für langfristige Erfolge, wie z.B. einen Kurzurlaub nach einem rauchfreien Jahr.
- Sehen Sie jeden Tag ohne Zigarette als Geschenk an sich selbst und Ihre Gesundheit.
- Visualisieren Sie sich als selbstbewussten Nichtraucher, der stark und gesund ist.

5. 2 Langfristige Stabilisierung

Langfristige Stabilisierung nach der Entwöhnung bedeutet, die rauchfreie Identität zu festigen und Rückfällen vorzubeugen. Dies umfasst die Entwicklung neuer Gewohnheiten, die Bewältigung von Verlangen und die Stärkung des Gesundheitsbewusstseins. Der Weg birgt Herausforderungen, eröffnet aber auch Chancen für positive Veränderungen in verschiedenen Lebensbereichen. Lesen Sie weiter und entdecken Sie, wie Sie Ihre Tabakfreiheit dauerhaft sichern.

Langfristige Tabakfreiheit erfordert die Entwicklung einer neuen Identität als Nichtraucher, die durch die Veränderung von Gewohnheiten und die bewusste Anerkennung von Erfolgen gefestigt wird.

Neue Identität entwickeln

Rauchen aufzugeben bedeutet mehr als nur die Zigarette aus der Hand zu legen. Es erfordert die Entwicklung einer neuen Identität, einer Selbstwahrnehmung ohne die Zigarette. Dieser Prozess, vom Raucher zum Nichtraucher zu werden, verändert das eigene Selbstbild grundlegend [s119]. Dabei geht es nicht darum, sich selbst neu zu erfinden, sondern darum, bestehende Stärken und positive Eigenschaften zu erkennen und zu fördern, die unabhängig vom Rauchen sind. Diese Neuorientierung kann sich auf verschiedene Lebensbereiche auswirken, von sozialen Interaktionen bis hin zu persönlichen Routinen. Früher mit dem Rauchen verbundene Situationen, wie die Kaffeepause oder der Feierabend, müssen neu gestaltet werden. Anstatt zur Zigarette zu greifen, können neue Rituale etabliert werden, etwa ein kurzer Spaziergang oder ein Gespräch mit Kollegen. Diese bewusste Veränderung von Gewohnheiten festigt die neue Identität und unterstützt die langfristige Abhängigkeit von Nikotin zu überwinden [s120]. achtsamkeitsuebungen können diesen Prozess unterstützen, indem sie die Selbstwahrnehmung schulen und die Akzeptanz der neuen, rauchfreien Identität fördern. Durch Achtsamkeit lernen Sie, Ihre Gedanken und Gefühle ohne Bewertung wahrzunehmen. Das kann Ihnen helfen, mit dem Verlangen nach Zigaretten umzugehen, indem Sie es als vorübergehendes Gefühl erkennen, anstatt ihm nachzugeben. So festigen Sie Ihre neue Identität als Nichtraucher und stärken Ihr Selbstvertrauen in Ihre Fähigkeit, rauchfrei zu bleiben. Die bewusste Integration von Achtsamkeit in den Alltag – sei es durch kurze Meditationen, Atemübungen oder einen achtsamen Spaziergang in der Natur – trägt dazu bei, ungesunde Verhaltensmuster zu erkennen und langfristig zu verändern [s120]. Eine strukturierte Behandlung mit klaren Zielen, unterstützt durch therapeutische Begleitung, kann diesen Prozess zusätzlich fördern [s119].

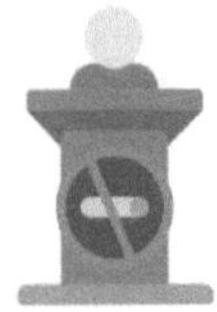

Gut zu wissen

Identität

Im Kontext der Rauchentwöhnung beschreibt Identität das Selbstbild einer Person als Nichtraucher. Die Entwicklung einer neuen Identität ist entscheidend für die langfristige Abstinenz.

Rauchfreie Identitätsentwicklung

Fortschritt durch rauchfreie Identitätsphasen.

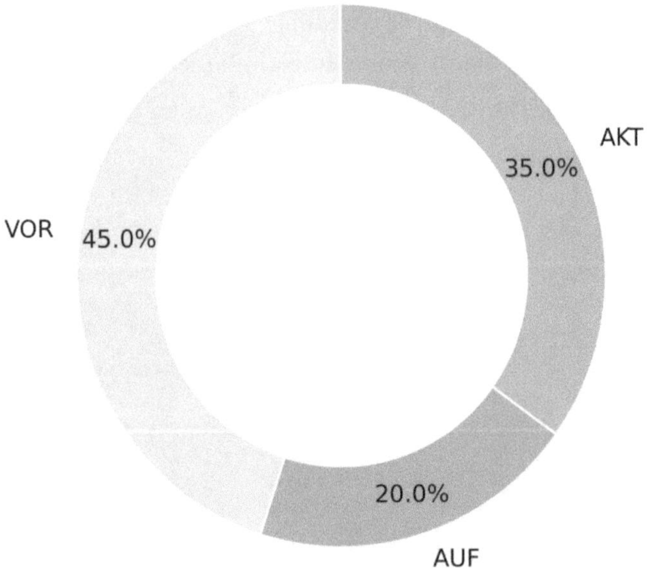

- AKT: Aktion
- AUF: Aufrechterhaltung
- VOR: Vorbereitung

Das größte Segment stellt die 'Vorbereitungs'-Phase dar und zeigt, dass ein erheblicher Teil der Personen aktiv plant aufzuhören oder sich in der frühen Phase des Aufhörens befindet. Die 'Aktions'-Phase ist zwar kleiner, zeigt aber, dass eine beträchtliche Anzahl aktiv rauchfreies Verhalten praktiziert. Das kleinste Segment, 'Aufrechterhaltung', deutet darauf hin, dass die Aufrechterhaltung einer rauchfreien Identität eine langfristige Verpflichtung ist, die kontinuierliche Anstrengung und Unterstützung erfordert. Diese Verteilung unterstreicht die Bedeutung der Bereitstellung von Ressourcen und Unterstützung in allen Phasen des Weges, mit besonderem Fokus auf den Übergang von der Vorbereitung zur Aktion und schließlich zur langfristigen Aufrechterhaltung.

Gesundheitsbewusstsein fördern

Gesundheitsbewusstsein entwickeln heißt, die eigene Körperwahrnehmung zu schärfen und die Signale des Körpers bewusster zu registrieren. Dieser Prozess unterstützt die Rauchentwöhnung, indem er die Verbindung zwischen körperlichen Empfindungen und dem Verlangen nach Nikotin transparenter macht [s121]. Durch gezielte achtsamkeitsübungen, wie fokussierte Atemtechniken oder Bodyscans, lernen Sie, Ihre Gedanken und Gefühle neutral zu beobachten, ohne in gewohnte Reaktionsmuster zu verfallen. Anstatt dem Drang nach einer Zigarette automatisch nachzugeben, entsteht so die Möglichkeit, innezuhalten und die Situation neu zu bewerten. Diese verbesserte Selbstwahrnehmung stärkt die selbstregulation – die Fähigkeit, Impulse zu kontrollieren und bewusste Entscheidungen zu treffen [s121]. Ein achtsamer Umgang mit Stresssituationen – häufig Auslöser für Rückfälle – trägt ebenfalls zur langfristigen Stabilisierung bei. Yoga kann diese Prozesse unterstützen, indem es körperliche und mentale Spannungen löst und das Wohlbefinden steigert [s122]. Die Kombination aus Yoga und Achtsamkeit fördert zudem die emotionale Regulation und stärkt somit die Widerstandsfähigkeit gegenüber Suchtverlangen. Wer beispielsweise regelmäßig Yoga praktiziert und Achtsamkeitsübungen in den Alltag integriert, verbessert seine Körperwahrnehmung und entwickelt Strategien, um mit herausfordernden Emotionen umzugehen, ohne auf Nikotin zurückzugreifen [s122]. Ein solcher ganzheitlicher Ansatz kann die langfristige Gesundheit und das Wohlbefinden nachhaltig positiv beeinflussen.

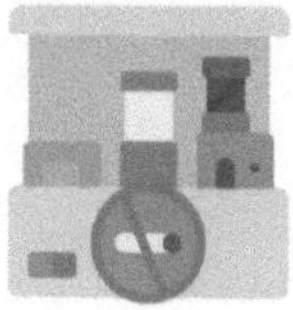

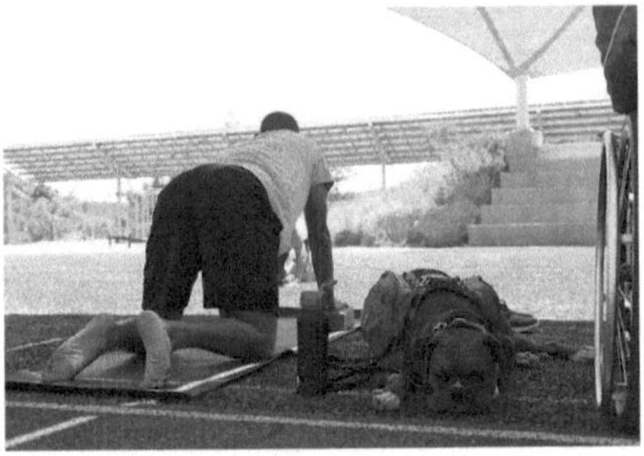

Atemtechniken [i20]

Gesundheitliche Verbesserungen nach dem Rauchstopp

Vergleich der gesundheitlichen Vorteile im Zeitverlauf

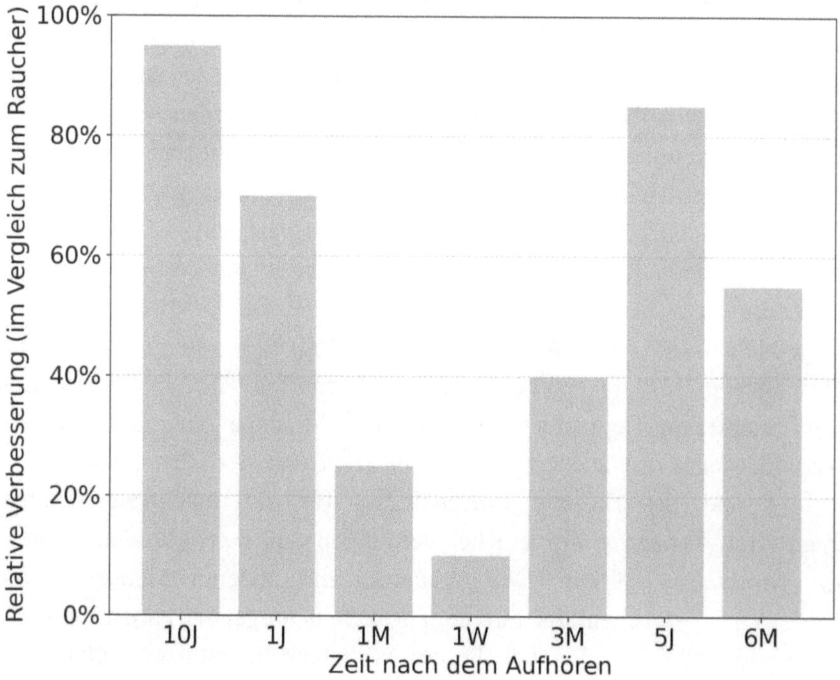

10J: 10 Jahre

1J: 1 Jahr

1M: 1 Monat

1W: 1 Woche

3M: 3 Monate

5J: 5 Jahre

6M: 6 Monate

Diese Grafik zeigt die deutlich positiven Auswirkungen des Rauchstopps auf verschiedene Gesundheitsaspekte. Lungenkapazität und Herz-Kreislauf-Gesundheit zeigen die dramatischsten Verbesserungen, die früh beginnen und sich weiter steigern. Auch das psychische Wohlbefinden verzeichnet erhebliche Gewinne, was auf reduzierten Stress und Angstzustände hindeutet. Während das Risiko schwerer Erkrankungen wie Krebs im Laufe der Zeit abnimmt, bleibt es im Vergleich zu Nichtrauchern leicht erhöht, was die Bedeutung eines frühen Aufhörens unterstreicht.

Erfolge würdigen

Das Anerkennen von Erfolgen während der Rauchentwöhnung stärkt die Motivation und fördert das Durchhaltevermögen. Dabei geht es nicht nur um das endgültige Ziel der tabakabstinenz, sondern auch um die kleinen Schritte auf diesem Weg. Jeder Tag, an dem nicht geraucht wird, jede überwundene Verlangensattacke und jede neu etablierte gesunde Gewohnheit sind Erfolge, die gewürdigt werden sollten [s123]. Diese Anerkennung kann auf vielfältige Weise geschehen. Etwa indem man sich selbst eine kleine Belohnung gönnt – ein entspannendes Bad, ein gutes Buch oder ein Kinobesuch. Wichtig ist, dass die Belohnung nicht mit dem Rauchen oder anderen ungesunden Verhaltensweisen verknüpft ist. Auch das Festhalten der Erfolge, etwa in einem Tagebuch oder einer App, kann die Motivation steigern und das Bewusstsein für die eigene Fortschritte schärfen. Das Dokumentieren der rauchfreien Tage, der eingesparten Geldmenge oder der positiven Veränderungen im körperlichen Befinden visualisiert den persönlichen Erfolg und bestärkt die Entscheidung für ein rauchfreies Leben. Zusätzlich können positive Rückmeldungen aus dem sozialen Umfeld die Motivation stärken. Der Austausch mit anderen Menschen, die ebenfalls mit dem Rauchen aufgehört haben oder die einen bei diesem Vorhaben unterstützen, schafft ein Gefühl der Zugehörigkeit und des Verständnisses. Dabei können auch kleine, selbst festgelegte Anreize die Motivation zusätzlich fördern [s124]. So kann man sich beispielsweise nach einer Woche Rauchfreiheit einen kleinen Wunsch erfüllen oder nach einem Monat eine größere Anschaffung planen. Diese selbst gewählten Anreize wirken individuell motivierend und tragen dazu bei, die langfristige Abstinenz zu festigen.

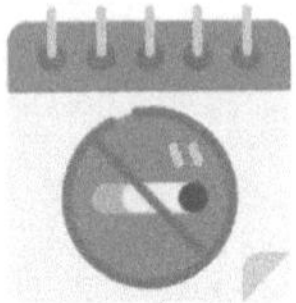

Verlangen im Zeitverlauf

Abnahme des Nikotinverlangens im Zeitverlauf nach dem Aufhören.

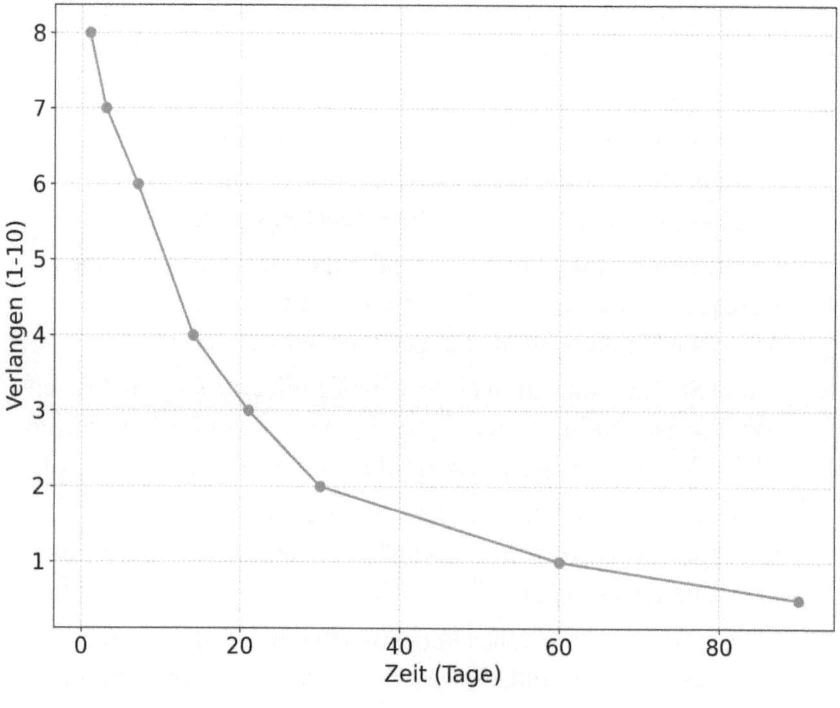

Der Graph zeigt eine signifikante Abnahme der Verlangensintensität im Zeitverlauf, was auf eine erfolgreiche Bewältigung der Entzugssymptome und eine erhöhte Wahrscheinlichkeit für langfristige Abstinenz hinweist. Während das anfängliche Verlangen stark ist, nimmt es stetig ab, was die Wirksamkeit von Bewältigungsstrategien und die Anpassung des Körpers an das Fehlen von Nikotin verdeutlicht.

Konkrete Ratschläge

- Verbinden Sie Ihre Rauchfreiheit mit einem neuen Lebensabschnitt, zum Beispiel einem Umzug oder einem Jobwechsel.
- Entwickeln Sie eine eigene "Rauchfrei-Philosophie": Formulieren Sie Ihre persönlichen Werte und Überzeugungen, die Ihre Tabakfreiheit untermauern.
- Schaffen Sie sich einen "inneren Schutzraum", in den Sie sich gedanklich zurückziehen können, wenn das Verlangen aufkommt. Stellen Sie sich diesen Ort detailliert vor: Farben, Gerüche, Geräusche.
- Verwandeln Sie das Verlangen nach einer Zigarette in positive Energie: Gehen Sie schnell spazieren, machen Sie ein paar Liegestütze oder tanzen Sie zu Ihrer Lieblingsmusik.
- Entwickeln Sie ein "Notfall-Rezept" gegen das Rauchverlangen: Welche konkreten Schritte helfen Ihnen in akuten Momenten? Schreiben Sie diese auf und tragen Sie die Liste bei sich.
- Feiern Sie Ihre Rauchfreiheit regelmäßig mit einem symbolischen Akt: Pflanzen Sie einen Baum, lassen Sie einen Luftballon steigen oder schreiben Sie einen Brief an Ihr früheres Raucher-Ich.
- Verändern Sie Ihre Sprache: Sprechen Sie nicht mehr von "aufhören", sondern von "frei sein". Betonen Sie Ihre Entscheidung für ein gesundes Leben.
- Finden Sie Ihr persönliches Rauchfrei-Symbol: Ein Stein, ein Schmuckstück, ein Bild – etwas, das Sie an Ihre Stärke und Ihren Erfolg erinnert.

5. 3 Lebensperspektiven

Nachhaltige Tabakfreiheit erfordert mehr als nur den Verzicht auf Zigaretten. Dieser Abschnitt beleuchtet die Bedeutung von Persönlichkeitsentwicklung, sozialer Neuorientierung und gesundheitlicher Zielsetzung für langfristigen Erfolg. Erfahren Sie, welche Herausforderungen diese Bereiche mit sich bringen und wie sie Ihre Rauchfreiheit stabilisieren. Entdecken Sie Ihr Potential für ein rauchfreies und erfülltes Leben.

> *Nachhaltige Rauchfreiheit erfordert die bewusste Gestaltung der eigenen Lebensperspektive, von der persönlichen Entwicklung über die soziale Neuorientierung bis hin zur gesundheitlichen Zielsetzung.*

Persönlichkeitsentwicklung

Persönlichkeitsentwicklung im Kontext der Rauchentwöhnung bedeutet, sich mit den eigenen Verhaltensmustern, Emotionen und Gedanken auseinanderzusetzen, um die notwendigen Veränderungen zu etablieren und langfristig zu festigen. achtsamkeit kann dabei ein wertvolles Werkzeug sein. Sie schult die bewusste Wahrnehmung des gegenwärtigen Moments, ohne zu bewerten. [s125] Das hilft, automatische Reaktionen, wie den Griff zur Zigarette in Stresssituationen, zu erkennen und zu unterbrechen. Statt dem gewohnten Handlungsimpuls nachzugeben, entsteht ein Raum für neue, bewusste Entscheidungen. Durch regelmäßiges Achtsamkeitstraining lernt man, Emotionen wie Angst oder Unruhe zu beobachten, ohne von ihnen überwältigt zu werden. Diese verbesserte selbstregulation wirkt sich positiv auf die Motivation aus und stärkt die Fähigkeit, mit herausfordernden Situationen umzugehen. [s125] selbstmitgefuehl, ein weiterer Aspekt, der durch Achtsamkeit gefördert wird, unterstützt diesen Prozess, indem es den inneren Kritiker beruhigt und die Akzeptanz von Fehlschlägen erleichtert. [s125] Wie ein Muskel, der durch Training stärker wird, entwickelt sich so die Fähigkeit, auch in schwierigen Momenten den Weg der Rauchfreiheit beizubehalten. Ein anderer Ansatz, der in der Forschung zunehmend Beachtung findet, ist die psychedelische Therapie. Studien deuten darauf hin, dass kontrollierte Erfahrungen mit psychedelischen Substanzen unter therapeutischer Begleitung die Wahrnehmung und das Bewusstsein erweitern können. [s126] Dies kann zu einer neuen Perspektive auf das eigene Leben, die Sucht und die damit verbundenen Verhaltensmuster führen. Durch die veränderte Wahrnehmung können emotionale und soziale Verarbeitungsstrategien wiederhergestellt und die kognitive Flexibilität verbessert werden. [s126] Dadurch kann es gelingen, festgefahrene Denkmuster aufzubrechen und neue Wege im Umgang mit Emotionen und sozialen Interaktionen zu finden. Die Erfahrung

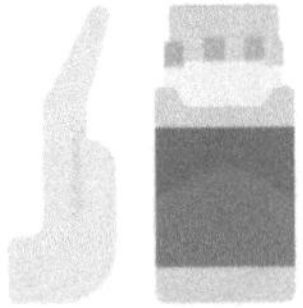

eines "neuen Erwachens" kann die Motivation zur Veränderung steigern und die Entwicklung eines neuen Lebenssinns unterstützen, der nicht mehr von der Sucht bestimmt wird. [s126] Die verbesserte Impulskontrolle, die durch psychedelische Therapie erreicht werden kann, trägt ebenfalls dazu bei, dem Verlangen nach Zigaretten zu widerstehen und Rauchfreiheit zu erlangen. [s126] Es ist wichtig zu betonen, dass psychedelische Therapie ein noch junges Forschungsfeld ist und die Anwendung nur unter strenger medizinischer und therapeutischer Aufsicht erfolgen sollte.

Gut zu wissen

Impulskontrolle

Eine verbesserte Impulskontrolle hilft, dem Verlangen nach Zigaretten zu widerstehen und Rückfällen vorzubeugen. Sie ist ein wichtiger Bestandteil der erfolgreichen Tabakentwöhnung.

Kognitive Flexibilität

Kognitive Flexibilität beschreibt die Fähigkeit, flexibel zu denken und neue Lösungsansätze zu finden. Im Kontext der Rauchentwöhnung ermöglicht sie die Entwicklung neuer Verhaltensweisen und den Umgang mit schwierigen Situationen ohne Rückgriff auf Zigaretten.

Psychedelische Therapie

Die psychedelische Therapie ist ein Ansatz, der kontrollierte psychedelische Erfahrungen unter therapeutischer Begleitung nutzt, um neue Perspektiven auf die Sucht zu eröffnen und die Motivation zur Veränderung zu fördern. Sie kann helfen, festgefahrene Denkmuster und Verhaltensweisen im Zusammenhang mit dem Rauchen zu durchbrechen.

Soziale Neuorientierung

Soziale Neuorientierung im Kontext der Tabakentwöhnung umfasst die bewusste Gestaltung des sozialen Umfelds, um die Rauchfreiheit zu unterstützen und Rückfälle zu vermeiden. Wie Studien zeigen, beeinflussen soziale Verbindungen maßgeblich die Rauchgewohnheiten, sowohl bei Rauchbeginn als auch im späteren Verlauf [s127]. Bestehende soziale Netzwerke können, insbesondere in Lebensphasen des Umbruchs, sowohl hinderlich als auch förderlich auf dem Weg zur tabakabstinenz wirken [s127]. Ehemalige Raucher berichten beispielsweise, dass stabile soziale Beziehungen, die sich von rauchenden Kreisen distanzierten, wesentlich zu ihrem Erfolg beitrugen [s127]. Eine solche Neuorientierung kann bedeuten, sich neue soziale Kontakte zu suchen, die die Rauchfreiheit unterstützen, oder bestehende Beziehungen neu zu bewerten und gegebenenfalls zu verändern. Dabei geht es nicht zwangsläufig um einen vollständigen Bruch mit rauchenden Freunden oder Familienmitgliedern, sondern vielmehr um eine bewusste Auseinandersetzung mit den eigenen Bedürfnissen und Grenzen. Das kann bedeuten, in Gesellschaft Situationen zu schaffen, in denen Rauchen keine Rolle spielt, oder offen über den eigenen Wunsch nach Unterstützung zu sprechen. Die soziale Dynamik innerhalb von Gruppen beeinflusst ebenfalls den Erfolg der Entwöhnung. Untersuchungen sozialer Netzwerke von Rauchern identifizierten verschiedene Untergruppen mit unterschiedlichen Erfolgsquoten bei der Tabakabstinenz [s128]. Während eine Gruppe durch umfangreiche soziale Unterstützung gekennzeichnet war, erreichte sie dennoch keine optimalen Abstinenzraten. Eine andere Gruppe, geprägt durch häufigen Kontakt mit Rauchern und erhöhtem Stresslevel, wies niedrigere Erfolgsquoten auf [s128]. Diese Erkenntnisse verdeutlichen, dass die Qualität der sozialen Interaktionen – nicht allein deren Quantität – entscheidend ist. Eine positive soziale Umgebung, die Verständnis und Ermutigung bietet, kann den Prozess der Entwöhnung erleichtern. Umgekehrt können Stress und der ständige Kontakt mit Rauchern die

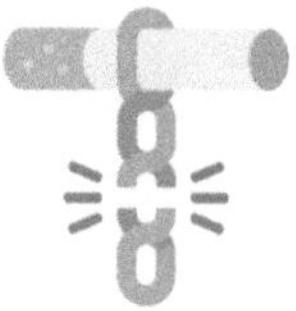

Wahrscheinlichkeit eines Rückfalls erhöhen. Die bewusste Gestaltung des sozialen Umfelds und die Suche nach unterstützenden Beziehungen gewinnen daher an Bedeutung. Neben dem persönlichen Umfeld spielen auch gesellschaftliche Normen und stigmatisierung eine Rolle. So zeigt sich beispielsweise bei Schwangeren, dass die gesellschaftliche Ächtung des Rauchens zu verstecktem Konsum und erschwertem Zugang zu Hilfsangeboten führt [s129]. Hier wird deutlich, dass eine Veränderung der gesellschaftlichen Wahrnehmung und ein offener, vorurteilsfreier Umgang mit dem Thema Rauchen notwendig sind, um Betroffenen den Weg zur Rauchfreiheit zu erleichtern.

Neue soziale Aktivitäten nach dem Aufhören

Verteilung der Zeit, die für neue soziale Aktivitäten nach dem Aufhören des Tabakkonsums aufgewendet wird.

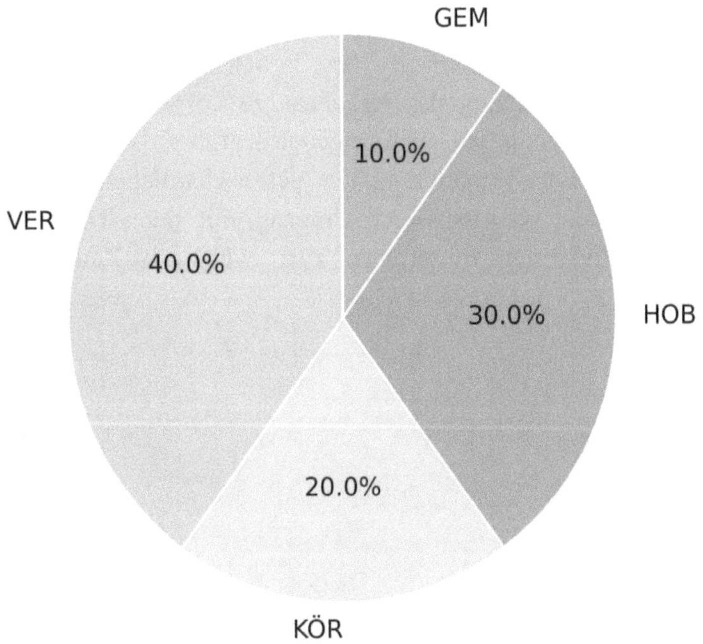

GEM: Gemeinschaftliches Engagement HOB: Hobbys und Interessen
KÖR: Körperliche Aktivitäten VER: Verbindung mit Angehörigen

Der größte Zeitanteil wird für 'Verbindung mit Angehörigen' aufgewendet, was die Bedeutung der sozialen Unterstützung während dieser Übergangsphase unterstreicht. 'Hobbys und Interessen' sowie 'Körperliche Aktivitäten' stellen ebenfalls bedeutende Anteile dar und zeigen eine positive Verlagerung hin zu gesünderen Lebensstilentscheidungen. Während das 'Gemeinschaftliche Engagement' geringer ausfällt, trägt es dennoch zum allgemeinen Wohlbefinden und zur sozialen Integration bei. Diese Verteilung deutet auf einen ausgewogenen Ansatz zum Wiederaufbau des sozialen Lebens nach dem Aufhören des Tabakkonsums hin, der sich sowohl auf persönliche Erfüllung als auch auf die Stärkung von Beziehungen konzentriert.

Gesundheitliche Zielsetzung

Gesundheitliche Zielsetzung bei der Rauchentwöhnung geht über das reine Aufhören hinaus und bezieht die gesamte Lebensqualität mit ein. Sie dient als Kompass und Motivation, besonders wenn der Weg zur tabakabstinenz steinig wird. Eine wirksame Strategie besteht darin, die Zielsetzung in verschiedene Bereiche zu unterteilen: körperliche Gesundheit, psychisches Wohlbefinden und soziale Integration. Körperliche Ziele könnten die Verbesserung der Lungenfunktion, die Steigerung der Fitness oder die Reduktion des Krebsrisikos umfassen. Psychische Ziele betreffen den Umgang mit Stress, die Verbesserung des Schlafs oder die Stärkung des Selbstwertgefühls. Im sozialen Bereich geht es um die Pflege bestehender und den Aufbau neuer Beziehungen, die die Rauchfreiheit unterstützen. Diese Unterteilung hilft, den komplexen Prozess der Rauchentwöhnung zu strukturieren und Erfolge in einzelnen Bereichen sichtbar zu machen. So kann z.B. die Verbesserung der Ausdauer beim Sport – ein messbares körperliches Ziel – die Motivation stärken und das Durchhaltevermögen fördern, auch wenn die psychische Belastung zeitweise hoch ist. Die Art der Zielsetzung beeinflusst ebenfalls den Erfolg. Anstatt nur das unerwünschte Verhalten – das Rauchen – zu vermeiden, sollten positive Ziele formuliert werden, die den Fokus auf die gewünschten Ergebnisse lenken. „Ich möchte wieder frei durchatmen können“ ist motivierender als „Ich will nicht mehr rauchen“. Die Einbeziehung verhaltensökonomischer Prinzipien kann die Zielerreichung zusätzlich unterstützen [s130]. Ähnlich wie bei Krebspatienten, deren Behandlungsmotivation durch gezielte Anreize gesteigert werden kann, lassen sich auch in der Rauchentwöhnung positive Verstärker einsetzen. Kleine Belohnungen für erreichte Meilensteine, z.B. ein entspannendes Bad nach einer rauchfreien Woche, können die Motivation fördern und das Durchhaltevermögen stärken. Dabei ist die aktive Begleitung durch medizinisches Fachpersonal,

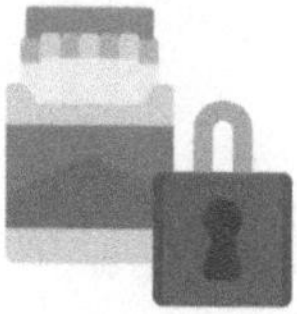

insbesondere durch speziell geschulte Praxisanbieter, ebenso wichtig wie bei der Krebstherapie, um individuelle Hürden zu überwinden und die Inanspruchnahme unterstützender Maßnahmen zu fördern [s130]. Die Einbindung des sozialen Umfelds spielt eine entscheidende Rolle. Offene Kommunikation über die eigenen Ziele und die Bitte um Unterstützung können das Verständnis und die Motivation fördern.

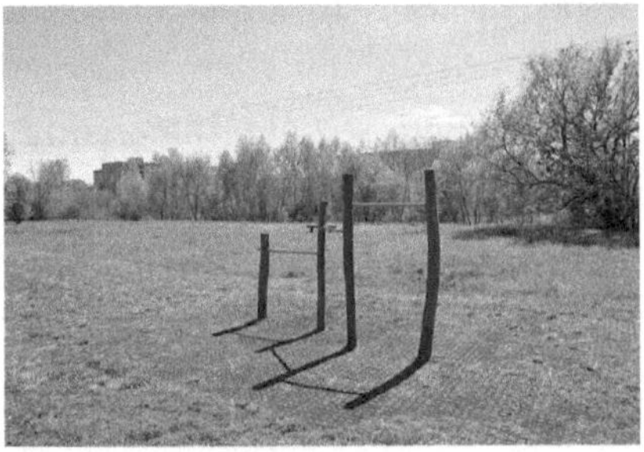

Fitness [i21]

Lebensqualität nach Rauchstopp

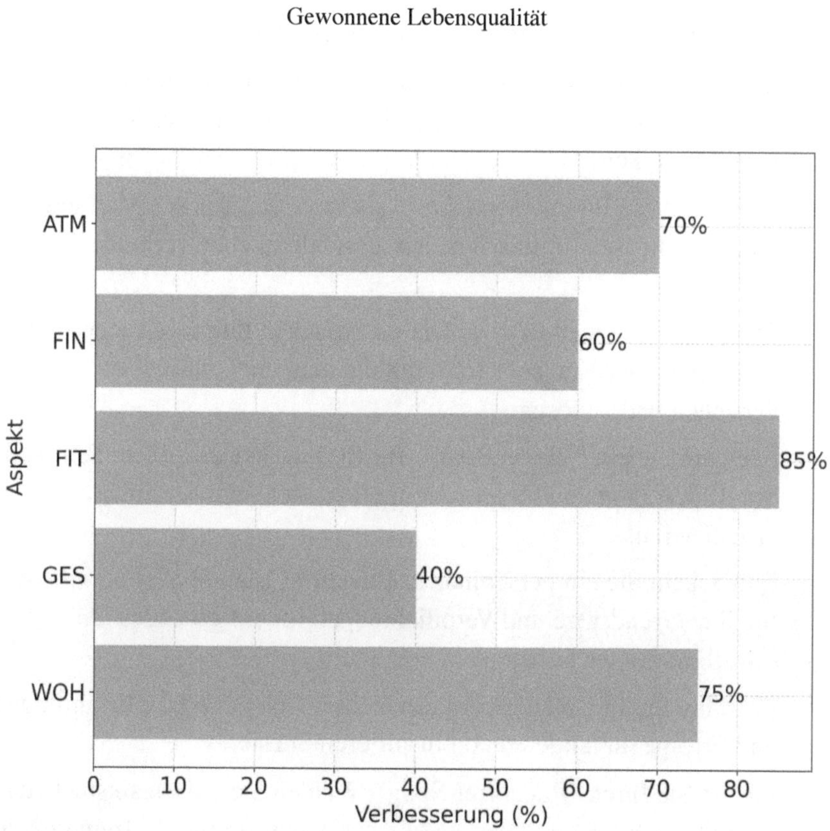

ATM: Atmung
FIN: Finanzen
FIT: Fitness
GES: Geschmack
WOH: Wohlbefinden

Die Lebensqualität verbessert sich nach einem Rauchstopp in mehreren Bereichen deutlich. Die Verbesserung der körperlichen Fitness sticht besonders hervor, gefolgt von der Verbesserung der Atmung und des allgemeinen Wohlbefindens. Die finanzielle Verbesserung ist ebenfalls spürbar, jedoch weniger stark ausgeprägt als die gesundheitlichen Vorteile.

Konkrete Ratschläge

- Entwickeln Sie Ihr persönliches Lebens-Motto für die Zeit nach dem Rauchen, das Sie an Ihre neue Freiheit erinnert.
- Gestalten Sie einen visuellen "Lebensbaum" und notieren Sie darauf die Früchte Ihrer Rauchfreiheit, wie mehr Energie oder finanzielle Unabhängigkeit.
- Entwerfen Sie Ihre persönliche "Rauchfrei-Landkarte": Markieren Sie Orte, die Sie mit Ihrem neuen, gesunden Leben verbinden wollen.
- Schreiben Sie einen fiktiven Dialog zwischen Ihrem "Raucher-Ich" und Ihrem "Nichtraucher-Ich", um die inneren Konflikte zu verstehen und zu lösen.
- Kreieren Sie ein "Vision Board" für Ihr rauchfreies Leben: Sammeln Sie Bilder, Zitate und Symbole, die Ihre Ziele und Wünsche visualisieren.
- Entwickeln Sie ein persönliches "Rauchfrei-Manifest": Formulieren Sie Ihre Grundsätze und Verpflichtungen für ein gesundes und selbstbestimmtes Leben.
- Erzählen Sie Ihre Rauchfrei-Geschichte: Teilen Sie Ihre Erfahrungen und Erfolge mit anderen und inspirieren Sie sie.
- Finden Sie Ihren "Rauchfrei-Song": Wählen Sie ein Musikstück, das Sie mit positiven Gefühlen und Erinnerungen an Ihre Befreiung von der Nikotinsucht verbindet.
- Entwickeln Sie ein "Dankbarkeitsritual": Notieren Sie jeden Abend drei Dinge, für die Sie in Bezug auf Ihre Rauchfreiheit dankbar sind.
- Schaffen Sie sich einen "Kraftort" in der Natur: Besuchen Sie diesen Ort regelmäßig, um neue Energie zu tanken und Ihre Verbindung zur Natur zu stärken.

Rückblick - 5. Nachhaltige Tabakfreiheit

Nachhaltige Tabakfreiheit erreichen Sie nicht nur durch den bloßen Rauchstopp, sondern durch eine umfassende Veränderung Ihrer Lebensweise und Ihres Selbstbildes. Der Weg dorthin mag herausfordernd erscheinen, doch mit den richtigen Strategien und einer positiven Einstellung können Sie Ihre Ziele erreichen und ein gesünderes, erfüllteres Leben führen. Zunächst ist es wichtig, die frühen Warnsignale eines möglichen Rückfalls zu erkennen. Achten Sie auf körperliche und psychische Veränderungen wie gesteigerten Appetit, Unruhe, aber auch auf subtile Verschiebungen in Ihrer Stimmung oder Ihrer Einstellung zum Rauchen. Analysieren Sie Ihre persönlichen Risikosituationen – etwa Stress, soziale Anlässe oder bestimmte Tageszeiten – und entwickeln Sie im Voraus konkrete Handlungspläne für diese Momente. Ein entspannender Spaziergang, ein Anruf bei einer Vertrauensperson oder eine Achtsamkeitsübung können Ihnen helfen, das Verlangen zu überwinden, bevor es zu einem Rückfall kommt.

Die Entwicklung individueller Notfallstrategien ist entscheidend für den langfristigen Erfolg. Erstellen Sie einen persönlichen Notfallplan, der konkrete Handlungsanweisungen für verschiedene Herausforderungen enthält. Überlegen Sie, welche Aktivitäten Ihnen in emotional belastenden Situationen helfen, welche Gedanken Sie stärken, wenn der Suchtdruck steigt und welche Personen Sie im Notfall kontaktieren können. Trainieren Sie alternative Verhaltensweisen für Hochrisikosituationen. Wenn Sie beispielsweise gewohnt waren, nach dem Essen eine Zigarette zu rauchen, könnten Sie stattdessen einen Kräutertee trinken oder ein Stück Obst essen. Die Vermeidung von Hochrisikosituationen und die Anwendung Ihrer Notfallstrategien erhöhen Ihre Chancen, dauerhaft rauchfrei zu bleiben.

Stärken Sie Ihr Selbstvertrauen, indem Sie Ihre Erfolge – egal wie klein sie Ihnen erscheinen mögen – bewusst wahrnehmen und würdigen. Jeder rauchfreie Tag, jede überwundene Verlangensattacke ist ein Schritt in die richtige Richtung. Belohnen Sie sich für Ihre Fortschritte, dokumentieren Sie Ihre Erfolge in einem Tagebuch oder einer App und holen Sie sich positive Rückmeldungen aus Ihrem sozialen Umfeld. Die Entwicklung einer neuen Identität als Nichtraucher ist ein wichtiger Teil dieses Prozesses. Gestalten Sie Ihre Routinen und Gewohnheiten neu, finden Sie neue Aktivitäten, die Ihnen Freude bereiten und suchen Sie sich soziale Kontakte, die Ihre Rauchfreiheit unterstützen. Achtsamkeitsübungen können Ihnen helfen, Ihre Selbstwahrnehmung zu schärfen und Ihre neue Identität zu festigen.

Der Weg zur nachhaltigen Tabakfreiheit ist ein individueller Prozess, der Zeit, Geduld und Engagement erfordert. Es wird Herausforderungen geben, aber lassen Sie sich nicht entmutigen. Konzentrieren Sie sich auf Ihre Ziele, nutzen Sie die verfügbaren Ressourcen und seien Sie stolz auf jeden Schritt, den Sie machen. Sie haben die Kraft, Ihr Leben zu verändern und ein gesünderes, rauchfreies Leben zu führen. Investieren Sie in sich selbst – es lohnt sich!

Kostenlose Zusatzangebote in Planung

Wir freuen uns, Ihnen künftig ergänzende kostenlose Materialien zu diesem Buch anbieten zu können:

- Ein exklusives Bonuskapitel mit zusätzlichen Inhalten
- Eine kompakte Zusammenfassung des gesamten Buches im PDF-Format
- Eine Hörspiel Version (In Planung)

Die Veröffentlichung dieser Materialien ist für 2025 geplant.
Besuchen Sie gerne schon heute unsere Website. Sobald unser Newsletter-Service startet (voraussichtlich 2025), können Sie sich dort für Updates registrieren und verpassen keine Neuigkeiten zu den kostenlosen Zusatzangeboten.

www.SaageBooks.com/de/rauchentwoehnung-bonus-M2ZQR9

Liebe Leserinnen, liebe Leser,

Wir fühlen uns sehr geehrt, dass Sie sich die Zeit genommen haben, unser Buch von Anfang bis Ende zu lesen. Unser größter Wunsch ist es, Ihnen wertvolle Erkenntnisse und praktische Hilfestellungen mit auf den Weg zu geben. Ihr Vertrauen in unsere Arbeit bedeutet uns sehr viel. Wir hoffen, die Lektüre war für Sie bereichernd. Sollten Sie Fragen oder Anregungen haben, können Sie uns gerne über unsere Website kontaktieren.

Wenn Ihnen dieses Buch gefallen hat, würden wir uns sehr über eine ehrliche Rezension freuen. Sie können Ihre ehrliche Bewertung ganz einfach auf der Verkaufsplattform hinterlassen, über die Sie das Buch erworben haben.
Vielen Dank für Ihre Unterstützung!

Bendis Saage

Saage Media GmbH - Team

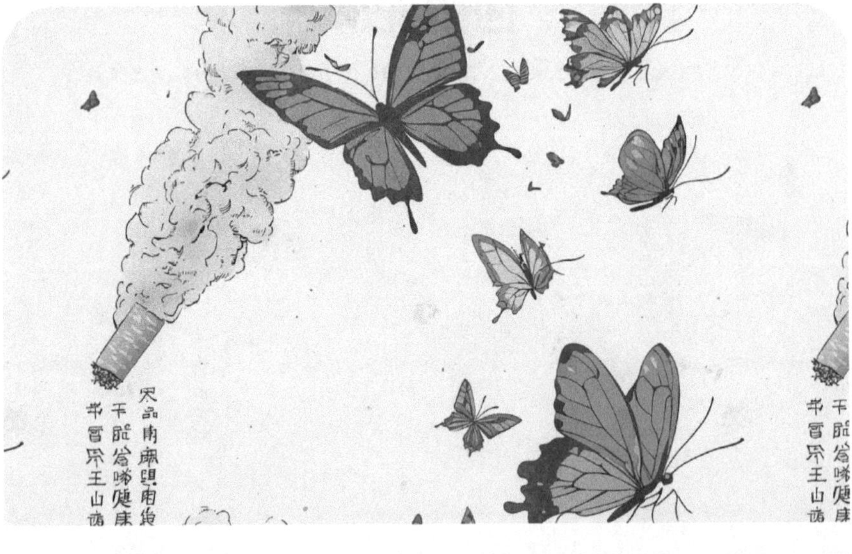

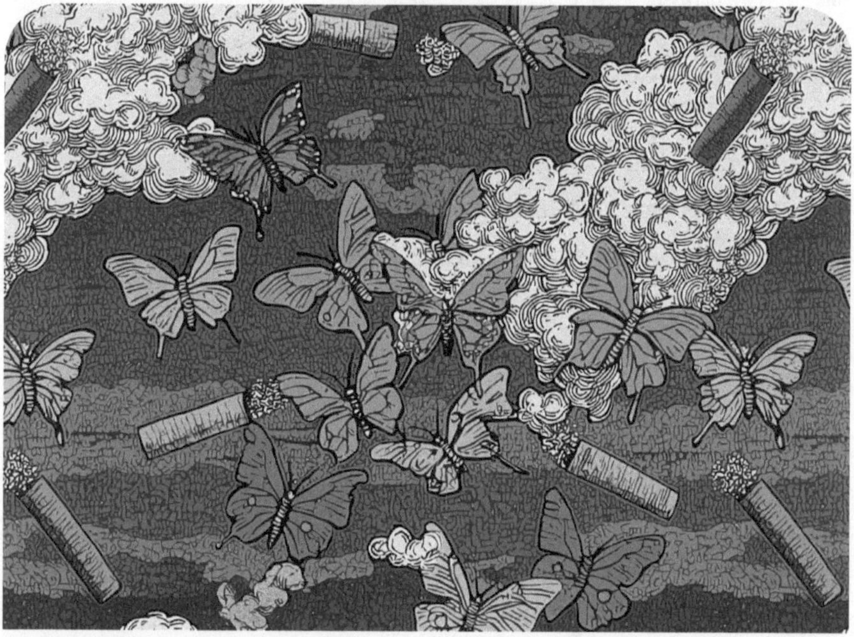

Quellen

Unser aufrichtiger Dank gilt allen Autoren der zitierten wissenschaftlichen und nicht-wissenschaftlichen Quellen, den Betreibern der referenzierten Internetseiten sowie den Urhebern der verwendeten Bilder, Grafiken und Studien, deren wertvolle Arbeiten zur Entstehung dieses Buches beigetragen haben.
Für weitere Informationen empfehlen wir Ihnen, die Quellen-Websites zu besuchen.
Sollten Sie Fehler bei der Zuordnung oder andere Unstimmigkeiten entdecken, kontaktieren Sie uns bitte.

Alle Quellen wurden zuletzt aufgerufen am: 2025-02-05

[s1] - https://pmc.ncbi.nlm.nih.gov/articles/PMC2946180/

Autor:	Neal L Benowitz	**Titel:**	Pharmacology of Nicotine: Addiction, Smoking-Induced Disease, and Therapeutics
von:	University of California, San Francisco	**DOI:**	10.1146/annurev.pharmtox.48.113006.094742
Datum:	2009	**Webseite:**	PubMed Central (PMC)
Publisher:	Annual review of pharmacology and toxicology		

[s2] - https://pmc.ncbi.nlm.nih.gov/articles/PMC2928221/

Autor:	Neal L Benowitz	**Titel:**	Nicotine Addiction
von:	University of California, San Francisco	**DOI:**	10.1056/NEJMra0809890
Datum:	2010 Jun 17	**Webseite:**	PubMed Central (PMC)
Publisher:	The New England journal of medicine		

[s3] - https://www.ncbi.nlm.nih.gov/books/NBK555599/

Autor:	United States Public Health Service Office of the Surgeon General; National Center for Chronic Disease Prevention and Health Promotion (US) Office on Smoking and Health	**Titel:**	New Biological Insights into Smoking Cessation
von:	US Department of Health and Human Services	**Datum:**	2020
Webseite:	NCBI Bookshelf	**Publisher:**	US Department of Health and Human Services

[s4] - https://pmc.ncbi.nlm.nih.gov/articles/PMC3025154/

Autor:	R C Jiloha	**Titel:**	Biological basis of tobacco addiction: Implications for smoking-cessation treatment
von:	Department of Psychiatry, G. B. Pant Hospital, Maulana Azad Medical College and University of Delhi, India	**DOI:**	10.4103/0019-5545.74303
Datum:	2010 Oct-Dec	**Webseite:**	PubMed Central (PMC)
Publisher:	Indian Journal of Psychiatry		

[s5] - https://pmc.ncbi.nlm.nih.gov/articles/PMC7765398/

Autor:	Laurie Zawertailo, Sophia Attwells, Wayne K deRuiter, Thao Lan Le, Danielle Dawson, Peter Selby	**Titel:**	Food Addiction and Tobacco Use Disorder: Common Liability and Shared Mechanisms
von:	University of Toronto; Centre for Addiction and Mental Health	**DOI:**	10.3390/nu12123834
Datum:	2020 Dec 15	**Webseite:**	PubMed Central (PMC)
Publisher:	Nutrients		

[s6] - https://pubmed.ncbi.nlm.nih.gov/33716514/

Autor:	Bucklin M	**Titel:**	A 5-Factor Framework for Assessing Tobacco Use Disorder
DOI:	10.1177/1179173X21998355	**Datum:**	02/26/2021
Webseite:	PubMed	**Publisher:**	Tob Use Insights

[s7] - https://pubmed.ncbi.nlm.nih.gov/10973935/

Autor:	Quattrocki E; Baird A; Yurgelun-Todd D	**Titel:**	Biological aspects of the link between smoking and depression
Datum:	2000 Sep	**Webseite:**	PubMed
Publisher:	Harv Rev Psychiatry		

[s8] - https://pmc.ncbi.nlm.nih.gov/articles/PMC3188825/

Autor:	Manoranjan S D'Souza, Athina Markou	**Titel:**	Neuronal Mechanisms Underlying Development of Nicotine Dependence: Implications for Novel Smoking-Cessation Treatments
von:	University of California, San Diego	**Datum:**	2011 Jul
Webseite:	PubMed Central (PMC)	**Publisher:**	Addiction Science & Clinical Practice

[s9] - https://pmc.ncbi.nlm.nih.gov/articles/PMC3195407/

Autor:	J Audrain-McGovern, NL Benowitz	**Titel:**	Cigarette Smoking, Nicotine, and Body Weight
DOI:	10.1038/clpt.2011.105	**Datum:**	2011 Jun 1
Webseite:	PubMed Central (PMC)	**Publisher:**	Clinical pharmacology and therapeutics

[s10] - https://pmc.ncbi.nlm.nih.gov/articles/PMC3025154/

Autor:	R C Jiloha	**Titel:**	Biological basis of tobacco addiction: Implications for smoking-cessation treatment
von:	Department of Psychiatry, G. B. Pant Hospital, Maulana Azad Medical College and University of Delhi, India	**DOI:**	10.4103/0019-5545.74303
Datum:	2010 Oct-Dec	**Webseite:**	PubMed Central (PMC)
Publisher:	Indian Journal of Psychiatry		

[s11] - https://pmc.ncbi.nlm.nih.gov/articles/PMC2946180/

Autor:	Neal L Benowitz	**Titel:**	Pharmacology of Nicotine: Addiction, Smoking-Induced Disease, and Therapeutics
von:	University of California, San Francisco	**DOI:**	10.1146/annurev.pharmtox.48.113006.094742
Datum:	2009	**Webseite:**	PubMed Central (PMC)
Publisher:	Annual review of pharmacology and toxicology		

[s12] - https://pmc.ncbi.nlm.nih.gov/articles/PMC6162172/

Autor:	Lea M Martin, Michael A Sayette	**Titel:**	A Review of the Effects of Nicotine on Social Functioning
von:	University of Pittsburgh	**DOI:**	10.1037/pha0000208
Datum:	2018 Jun 28	**Webseite:**	PubMed Central (PMC)
Publisher:	Experimental and clinical psychopharmacology		

[s13] - https://nida.nih.gov/publications/research-reports/tobacco-nicotine-e-cigarettes/nicotine-addictive

Titel:	Tobacco, Nicotine, & E-Cigarettes	**von:**	National Institute on Drug Abuse (NIDA)
Webseite:	NIDA	**Publisher:**	NIDA

[s14] - https://pmc.ncbi.nlm.nih.gov/articles/PMC5490618/

Autor:	Robert West	**Titel:**	Tobacco smoking: Health impact, prevalence, correlates and interventions
von:	Department of Behavioural Science and Health, University College London, London, UK	**DOI:**	10.1080/08870446.2017.1325890
Datum:	2017 May 28	**Webseite:**	PubMed Central (PMC)
Publisher:	Psychology & Health		

[s15] - https://pmc.ncbi.nlm.nih.gov/articles/PMC2897895/

Autor:	R Kathryn McHugh, Bridget A Hearon, Michael W Otto	**Titel:**	Cognitive-Behavioral Therapy for Substance Use Disorders
von:	Boston University	**DOI:**	10.1016/j.psc.2010.04.012
Datum:	2010 Sep	**Webseite:**	PubMed Central (PMC)

[s16] - https://pmc.ncbi.nlm.nih.gov/articles/PMC7611646/

Autor:	Gemma MJ Taylor, Amanda L Baker, Nadine Fox, David S Kessler, Paul Aveyard, Marcus R Munafò	**Titel:**	Addressing concerns about smoking cessation and mental health: theoretical review and practical guide for healthcare professionals
DOI:	10.1192/bja.2020.52	**Datum:**	2020 Sep 10
Webseite:	PubMed Central (PMC)	**Publisher:**	BJPsych advances

[s17] - https://pmc.ncbi.nlm.nih.gov/articles/PMC8121093/

Autor:	Gemma MJ Taylor, Nicola Lindson, Amanda Farley, Andrea Leinberger-Jabari, Katherine Sawyer, Rebecca te Water Naudé, Annika Theodoulou, Naomi King, Chloe Burke, Paul Aveyard	**Titel:**	Smoking cessation for improving mental health
von:	National Center for Biotechnology Information (NCBI)	**DOI:**	10.1002/14651858.CD013522.pub2
Datum:	2021 Mar 9	**Webseite:**	PubMed Central (PMC)
Publisher:	The Cochrane Database of Systematic Reviews		

[s18] - https://pmc.ncbi.nlm.nih.gov/articles/PMC7647439/

Autor:	Zev Schuman-Olivier, Marcelo Trombka, David A Lovas, Judson A Brewer, David R Vago, Richa Gawande, Julie P Dunne, Sara W Lazar, Eric B Loucks, Carl Fulwiler	**Titel:**	Mindfulness and Behavior Change
DOI:	10.1097/HRP.0000000000000277	**Datum:**	2020 Nov 6
Webseite:	PMC (PubMed Central)	**Publisher:**	Harvard Review of Psychiatry

[s19] - https://pmc.ncbi.nlm.nih.gov/articles/PMC11508344/

Autor:	Julio A Camacho-Ruiz, Carmen M Galvez-Sánchez, Federica Galli, Rosa M Limiñana Gras	**Titel:**	Patterns and Challenges in Help-Seeking for Addiction among Men: A Systematic Review
von:	PubMed Central (PMC)	**DOI:**	10.3390/jcm13206086
Datum:	2024 Oct 12	**Webseite:**	pmc.ncbi.nlm.nih.gov
Publisher:	Journal of Clinical Medicine		

[s20] - https://pmc.ncbi.nlm.nih.gov/articles/PMC10586544/

Titel:	Poster IANCONAocn 2022	**von:**	National Center for Biotechnology Information (NCBI)
DOI:	10.4103/0972-2327.383515	**Datum:**	2023 Aug 4
Webseite:	PubMed Central (PMC)	**Publisher:**	Annals of Indian Academy of Neurology

[s21] - https://pmc.ncbi.nlm.nih.gov/articles/PMC6609869/

Autor:	J Hernigou, F Schuind	**Titel:**	Tobacco and bone fractures: A review of the facts and issues that every orthopaedic surgeon should know
DOI:	10.1302/2046-3758.86.BJR-2018-0344.R1	**Datum:**	2019 Jul 5
Webseite:	PubMed Central (PMC)	**Publisher:**	Bone & Joint Research

[s22] - https://pmc.ncbi.nlm.nih.gov/articles/PMC4241583/

Autor:	Jodi C McDaniel, Kristine K Browning	**Titel:**	Smoking, Chronic Wound Healing, and Implications for Evidence-Based Practice
von:	College of Nursing, The Ohio State University, Columbus. Clinical nursing College of Nursing, The Ohio State University, Columbus.	**DOI:**	10.1097/WON.0000000000000057
Datum:	2014 Sep-Oct	**Webseite:**	PubMed Central (PMC)
Publisher:	Journal of wound, ostomy, and continence nursing : official publication of The Wound, Ostomy and Continence Nurses Society / WOCN		

[s23] - https://pmc.ncbi.nlm.nih.gov/articles/PMC4601132/

Autor:	Rachna Begh, Nicola Lindson-Hawley, Paul Aveyard	**Titel:**	Does reduced smoking if you can't stop make any difference?
von:	University of Oxford	**DOI:**	10.1186/s12916-015-0505-2
Datum:	2015 Oct 12	**Webseite:**	PubMed Central (PMC)
Publisher:	BMC Medicine		

[s24] - https://pmc.ncbi.nlm.nih.gov/articles/PMC3389568/

Autor:	Jesse Oliver Tweed, Stanley H Hsia, Kabirullah Lutfy, Theodore C Friedman	**Titel:**	The endocrine effects of nicotine and cigarette smoke
von:	PubMed Central (PMC)	**DOI:**	10.1016/j.tem.2012.03.006
Datum:	2012 May 2	**Webseite:**	PMC
Publisher:	Trends in Endocrinology and Metabolism		

[s25] - https://pmc.ncbi.nlm.nih.gov/articles/PMC9875717/

Autor:	Sangeeta Gajendra, Scott McIntosh, Sucharu Ghosh	**Titel:**	Effects of tobacco product use on oral health and the role of oral healthcare providers in cessation: A narrative review
von:	Eastman Institute for Oral Health, University of Rochester; Department of Public Health Sciences, University of Rochester; Arthur A. Dugoni School of Dentistry, University of the Pacific	**DOI:**	10.18332/tid/157203
Datum:	2023 Jan 25	**Webseite:**	PubMed Central (PMC)
Publisher:	Tobacco Induced Diseases		

[s26] - https://pmc.ncbi.nlm.nih.gov/articles/PMC10519547/

Autor:	Mueataz A Mahyoub, Sarah Al-Qurmoti, Ayesha Akram Rai, Mustafa Abbas, Majed Jebril, Mohammed Alnaggar, Shuixiang He	**Titel:**	Adverse physiological effects of smoking cessation on the gastrointestinal tract: A review
von:	PubMed Central (PMC)	**DOI:**	10.1097/MD.0000000000035124
Datum:	2023 Sep 22	**Webseite:**	PMC
Publisher:	Medicine		

[s27] - https://pmc.ncbi.nlm.nih.gov/articles/PMC3162229/

Autor:	Geoffrey C Williams, Heather Patrick, Christopher P Niemiec, Richard M Ryan, Edward L Deci, Holly McGregor Lavigne	**Titel:**	The Smoker's Health Project: A self-determination theory intervention to facilitate maintenance of tobacco abstinence
DOI:	10.1016/j.cct.2011.03.002	**Datum:**	2011 Mar 5
Webseite:	PubMed Central (PMC)		

[s28] - https://pmc.ncbi.nlm.nih.gov/articles/PMC7309212/

Autor:	Federico Giulietti, Andrea Filipponi, Giulia Rosettani, Piero Giordano, Corrado Iacoacci, Francesco Spannella, Riccardo Sarzani	**Titel:**	Pharmacological Approach to Smoking Cessation: An Updated Review for Daily Clinical Practice
von:	IRCCS INRCA, Ancona, Italy; Università Politecnica Delle Marche, Ancona, Italy	**DOI:**	10.1007/s40292-020-00396-9
Datum:	2020 Jun 23	**Webseite:**	PubMed Central (PMC)
Publisher:	High Blood Pressure & Cardiovascular Prevention		

[s29] - https://pmc.ncbi.nlm.nih.gov/articles/PMC6261256/

Autor:	Sara Kalkhoran, Neal L Benowitz, Nancy A Rigotti	**Titel:**	Prevention and Treatment of Tobacco Use: JACC Health Promotion Series
DOI:	10.1016/j.jacc.2018.06.036	**Datum:**	2018 Aug 28
Webseite:	PubMed Central (PMC)	**Publisher:**	Journal of the American College of Cardiology

[s30] - https://pmc.ncbi.nlm.nih.gov/articles/PMC8121093/

Autor:	Gemma MJ Taylor, Nicola Lindson, Amanda Farley, Andrea Leinberger-Jabari, Katherine Sawyer, Rebecca te Water Naudé, Annika Theodoulou, Naomi King, Chloe Burke, Paul Aveyard	**Titel:**	Smoking cessation for improving mental health
DOI:	10.1002/14651858.CD013522.pub2	**Datum:**	2021 Mar 9
Webseite:	PubMed Central (PMC)	**Publisher:**	The Cochrane Database of Systematic Reviews

[s31] - https://pmc.ncbi.nlm.nih.gov/articles/PMC6635501/

Autor:	Caitlin Notley, Sarah Gentry, Jonathan Livingstone-Banks, Linda Bauld, Rafael Perera, Jamie Hartmann-Boyce	**Titel:**	Incentives for smoking cessation
DOI:	10.1002/14651858.CD004307.pub6	**Datum:**	2019 Jul 17
Webseite:	PubMed Central (PMC)	**Publisher:**	The Cochrane Database of Systematic Reviews

[s32] -
https://nida.nih.gov/publications/research-reports/tobacco-nicotine-e-cigarettes/what-are-treatments-tobacco-dependence

Titel:	What are Treatments for Tobacco Dependence?	**von:**	National Institute on Drug Abuse (NIDA)
Webseite:	NIDA		

[s33] - https://pubmed.ncbi.nlm.nih.gov/10681484/

Autor:	Balfour D;Benowitz N;Fagerström K; Kunze M;Keil U	**Titel:**	Diagnosis and treatment of nicotine dependence with emphasis on nicotine replacement therapy. A status report
DOI:	10.1053/euhj.1999.1949	**Datum:**	2000 Mar
Webseite:	PubMed	**Publisher:**	Eur Heart J

[s34] - https://pubmed.ncbi.nlm.nih.gov/15023708/

Autor:	Lerman C; Kaufmann V; Rukstalis M; Patterson F; Perkins K; Audrain-McGovern J; Benowitz N	**Titel:**	Individualizing nicotine replacement therapy for the treatment of tobacco dependence: a randomized trial
DOI:	10.7326/0003-4819-140-6-200403160-00009	**Datum:**	03/16/2004
Webseite:	PubMed	**Publisher:**	Ann Intern Med

[s35] - https://pubmed.ncbi.nlm.nih.gov/35584242/

Autor:	Patel SY;Wayne GF;Progovac AM; Flores M;Moyer M;Mullin B;Levy D; Saloner B;Cook BL.	**Titel:**	Effects of Medicaid coverage on receipt of tobacco dependence treatment among Medicaid beneficiaries with substance use disorder - PubMed
von:	PubMed	**DOI:**	10.1111/1475-6773.14007
Datum:	2022 Dec	**Webseite:**	PubMed
Publisher:	Health Serv Res		

[s36] - https://pmc.ncbi.nlm.nih.gov/articles/PMC4824537/

Autor:	Timothy B Baker, Megan E Piper, James H Stein, Stevens S Smith, Daniel M Bolt, David L Fraser, Michael C Fiore	**Titel:**	The Effects of the Nicotine Patch vs. Varenicline vs. Combination Nicotine Replacement Therapy on Smoking Cessation at 26 Weeks: A Randomized Controlled Trial
von:	University of Wisconsin School of Medicine and Public Health	**DOI:**	10.1001/jama.2015.19284
Datum:	2016 Jan 26	**Webseite:**	PubMed Central (PMC)
Publisher:	JAMA		

[s37] - https://pubmed.ncbi.nlm.nih.gov/32600406/

Autor:	Zawertailo L;Hendershot CS;Tyndale RF;Le Foll B;Samokhvalov AV; Thorpe KE;Pipe A;Reid RD;Selby P.	**Titel:**	Personalized dosing of nicotine replacement therapy versus standard dosing for the treatment of individuals with tobacco dependence: study protocol for a randomized placebo-controlled trial
DOI:	10.1186/s13063-020-04532-7	**Datum:**	06/29/2020
Webseite:	PubMed	**Publisher:**	Trials

[s38] - https://pubmed.ncbi.nlm.nih.gov/15637394/

Autor:	Lerman C, Patterson F, Berrettini W	**Titel:**	Treating tobacco dependence: state of the science and new directions
von:	PubMed	**DOI:**	10.1200/JCO.2005.04.058
Datum:	01/10/2005	**Webseite:**	PubMed
Publisher:	J Clin Oncol		

[s39] -
https://nida.nih.gov/publications/research-reports/tobacco-nicotine-e-cigarettes/what-are-treatments-tobacco-dependence

Titel:	What Are Treatments for Tobacco Dependence?	**von:**	National Institute on Drug Abuse (NIDA)
Webseite:	nida.nih.gov	**Publisher:**	NIDA

[s40] - https://pmc.ncbi.nlm.nih.gov/articles/PMC7073926/

Autor:	Gemma M J Taylor, Taha Itani, Kyla H Thomas, Dheeraj Rai, Tim Jones, Frank Windmeijer, Richard M Martin, Marcus R Munafò, Neil M Davies, Amy E Taylor	**Titel:**	Prescribing Prevalence, Effectiveness, and Mental Health Safety of Smoking Cessation Medicines in Patients With Mental Disorders
von:	University of Bristol	**DOI:**	10.1093/ntr/ntz072
Datum:	2019 Jul 10	**Webseite:**	PubMed Central (PMC)
Publisher:	Nicotine & Tobacco Research		

[s41] - https://pmc.ncbi.nlm.nih.gov/articles/PMC2518383/

Autor:	Karl Fagerström, John Hughes	**Titel:**	Varenicline in the treatment of tobacco dependence
DOI:	10.2147/ndt.s927	**Datum:**	2008 Apr
Webseite:	PubMed Central (PMC)	**Publisher:**	Neuropsychiatric Disease and Treatment

[s42] - https://pubmed.ncbi.nlm.nih.gov/24372901/

Autor:	Kotz D, Brown J, West R	**Titel:**	'Real-world' effectiveness of smoking cessation treatments: a population study
von:	National Center for Biotechnology Information	**DOI:**	10.1111/add.12429
Datum:	2014 Mar	**Webseite:**	PubMed
Publisher:	Addiction		

[s43] - https://dx.doi.org/10.15585/mmwr.mm7329a1

Autor:	Brenna VanFrank	**Titel:**	Adult Smoking Cessation — United States, 2022
von:	Centers for Disease Control and Prevention (CDC)	**DOI:**	10.15585/mmwr.mm7329a1
Datum:	July 25, 2024	**Webseite:**	MMWR (Morbidity and Mortality Weekly Report)
Publisher:	CDC		

[s44] - https://pmc.ncbi.nlm.nih.gov/articles/PMC6400424/

Autor:	Eva AM van Eerd, Regina M van der Meer, Onno CP van Schayck, Daniel Kotz	**Titel:**	Smoking cessation for people with chronic obstructive pulmonary disease
DOI:	10.1002/14651858.CD010744.pub2	**Datum:**	2016 Aug 20
Webseite:	PubMed Central (PMC)	**Publisher:**	The Cochrane Database of Systematic Reviews

[s45] - https://pmc.ncbi.nlm.nih.gov/articles/PMC2946180/

Autor:	Neal L Benowitz	**Titel:**	Pharmacology of Nicotine: Addiction, Smoking-Induced Disease, and Therapeutics
von:	University of California, San Francisco	**DOI:**	10.1146/annurev.pharmtox.48.113006.094742
Datum:	2009	**Webseite:**	PubMed Central (PMC)
Publisher:	Annual review of pharmacology and toxicology		

[s46] - https://nida.nih.gov/publications/research-reports/tobacco-nicotine-e-cigarettes/what-are-treatments-tobacco-dependence

Titel:	What are Treatments for Tobacco Dependence?	**von:**	National Institute on Drug Abuse (NIDA)
Webseite:	nida.nih.gov		

[s47] - https://nida.nih.gov/about-nida/noras-blog/2023/06/nida-supports-research-novel-approaches-smoking-cessation

Titel:	NIDA Supports Research on Novel Approaches to Smoking Cessation	**von:**	National Institute on Drug Abuse (NIDA)
Datum:	June 2023	**Webseite:**	nida.nih.gov
Publisher:	National Institutes of Health (NIH)		

[s48] - https://pubmed.ncbi.nlm.nih.gov/35133411/

Autor:	Rigotti NA; Kruse GR; Livingstone-Banks J; Hartmann-Boyce J	**Titel:**	Treatment of Tobacco Smoking: A Review
DOI:	10.1001/jama.2022.0395	**Datum:**	02/08/2022
Webseite:	PubMed	**Publisher:**	JAMA

[s49] - https://pmc.ncbi.nlm.nih.gov/articles/PMC6099309/

Autor:	Chandni Hindocha, Tom P Freeman, Meryem Grabski, Jack B Stroud, Holly Crudgington, Alan C Davies, Ravi K Das, William Lawn, Celia J A Morgan, H Valerie Curran	**Titel:**	Cannabidiol reverses attentional bias to cigarette cues in a human experimental model of tobacco withdrawal
von:	University College London, National Addiction Centre, Institute of Psychiatry, Psychology and Neuroscience, King's College London, School of Experimental Psychology, University of Bristol, Psychopharmacology and Addiction Research Centre, University of Exeter	**DOI:**	10.1111/add.14243
Datum:	2018 Jun 3	**Webseite:**	PubMed Central (PMC)
Publisher:	Addiction (Abingdon, England)		

[s50] - https://pmc.ncbi.nlm.nih.gov/articles/PMC7297086/

Autor:	Jennifer B McClure, Jonathan Bricker, Kristin Mull, Jaimee L Heffner	**Titel:**	Comparative Effectiveness of Group-Delivered Acceptance and Commitment Therapy versus Cognitive Behavioral Therapy for Smoking Cessation: A Randomized Controlled Trial
von:	Kaiser Permanente Washington Health Research Institute; Fred Hutchinson Cancer Research Center	**DOI:**	10.1093/ntr/nty268
Datum:	2018 Dec 19	**Webseite:**	PubMed Central (PMC)
Publisher:	Oxford University Press		

[s51] - https://pmc.ncbi.nlm.nih.gov/articles/PMC2666379/

Autor:	Michael J Zvolensky, Sherry H Stewart, Anka A Vujanovic, Dubravka Gavric, Dan Steeves	**Titel:**	Anxiety sensitivity and anxiety and depressive symptoms in the prediction of early smoking lapse and relapse during smoking cessation treatment
DOI:	10.1093/ntr/ntn037	**Datum:**	2009 Feb 23
Webseite:	PubMed Central (PMC)	**Publisher:**	Nicotine & Tobacco Research

[s52] - https://pmc.ncbi.nlm.nih.gov/articles/PMC3910509/

Autor:	Kenneth A Perkins, Caryn Lerman	**Titel:**	AN EFFICIENT EARLY PHASE 2 PROCEDURE TO SCREEN MEDICATIONS FOR EFFICACY IN SMOKING CESSATION
DOI:	10.1007/s00213-013-3364-6	**Datum:**	2013 Dec 3
Webseite:	PubMed Central (PMC)		

[s53] - https://pmc.ncbi.nlm.nih.gov/articles/PMC7874528/

Autor:	Christine Vinci	**Titel:**	Cognitive Behavioral and Mindfulness-Based Interventions for Smoking Cessation: a Review of the Recent Literature
von:	Moffitt Cancer Center	**DOI:**	10.1007/s11912-020-00915-w
Datum:	2020 May 16	**Webseite:**	PubMed Central (PMC)
Publisher:	Current oncology reports		

[s54] - https://pmc.ncbi.nlm.nih.gov/articles/PMC7263424/

Autor:	Adrian R White, Hagen Rampes, Jian Ping Liu, Lindsay F Stead, John Campbell	**Titel:**	Acupuncture and related interventions for smoking cessation
DOI:	10.1002/14651858.CD000009.pub4	**Datum:**	2014 Jan 23
Webseite:	PubMed Central (PMC)	**Publisher:**	The Cochrane Database of Systematic Reviews

[s55] - https://www.ncbi.nlm.nih.gov/books/NBK64116/

Titel:	4 Physical Detoxification Services for Withdrawal From Specific Substances	**von:**	Substance Abuse and Mental Health Services Administration (US)
Datum:	2006	**Webseite:**	NCBI Bookshelf

[s56] - https://pmc.ncbi.nlm.nih.gov/articles/PMC6339342/

Autor:	Mona Hersi, Gregory Traversy, Brett D Thombs, Andrew Beck, Becky Skidmore, Stéphane Groulx, Eddy Lang, Donna L Reynolds, Brenda Wilson, Steven L Bernstein, Peter Selby, Stephanie Johnson-Obaseki, Douglas Manuel, Smita Pakhale, Justin Presseau, Susan Courage, Brian Hutton, Beverley J Shea, Vivian Welch, Matt Morrow, Julian Little, Adrienne Stevens	**Titel:**	Effectiveness of stop smoking interventions among adults: protocol for an overview of systematic reviews and an updated systematic review
DOI:	10.1186/s13643-018-0928-x	**Datum:**	2019 Jan 19
Webseite:	PubMed Central (PMC)	**Publisher:**	Systematic Reviews

[s57] - https://www.nccih.nih.gov/health/quitting-smoking

Titel:	Quitting Smoking With Complementary Health Approaches	**von:**	U.S. National Institutes of Health
Webseite:	NCCIH		

[s58] - https://pmc.ncbi.nlm.nih.gov/articles/PMC10647068/

Autor:	Chun-Li Lu, Xin-Yan Jin, Qian-Yun Wang, Xiao-Ying Chen, Ruo-Xiang Zheng, Chao-Jie Wang, Jing-Jing Jiang, Shu-Yu Qiao, Si-Hong Yang, Wei-Han Zhang, Si-Yi Chen, Jia-Xuan Li, Xue-Han Liu, Yu-Si Suo, Jian-Hua Wang, Xue Xue, Li-Rong Liang, Nicola Robinson, Jian-Ping Liu	**Titel:**	Traditional Chinese medicine for smoking cessation: An umbrella review of systematic reviews and meta-analysis of randomized controlled trials
DOI:	10.18332/tid/174090	**Datum:**	2023 Nov 15
Webseite:	PubMed Central (PMC)	**Publisher:**	Tobacco Induced Diseases

[s59] - https://pmc.ncbi.nlm.nih.gov/articles/PMC10624982/

Autor:	Zhao Liu, Rui Qin, Xue-Jun Hu, Li-Jun Liu, Su-Qin Xu, Guo-Chao Shi, Hong Zhou, Jing Bai, Chun-Mei Zhang, Yong Qi, Wei Zhou, Shu-Hua Lan, Jin Tong, Tong-Sheng Su, Qiang Wang, Xin-Yan Yang, De-Jun Sun, Li-Ming Zhu, Xiao-Yang Chen, Hong Chen, Yu-Peng Xie, Zhi-Hua Xiao, Yan-Bin Chen, Bo Zhao, Qiu-Ge Wu, Wen-Li Chen, Dong-Yan Li, Hongbo Liu, An-Qi Cheng, Zi-Yang Cui, Liang Zhao, Jin-Xuan Li, Xiao-Wen Wei	**Titel:**	Real-world tobacco cessation practice in China: findings from the prospective, nationwide multicenter China National Tobacco Cessation Cohort Study (CNTCCS)
Webseite:	PMC		

[s60] - https://nida.nih.gov/publications/research-reports/tobacco-nicotine-e-cigarettes/what-are-treatments-tobacco-dependence

Titel:	What Are Treatments for Tobacco Dependence?	**von:**	National Institute on Drug Abuse (NIDA)
Webseite:	nida.nih.gov	**Publisher:**	NIDA

[s61] -
https://www.nccih.nih.gov/health/providers/digest/complementary-health-approaches-for-smoking-cessation-science

Titel:	Complementary Health Approaches for Smoking Cessation: What the Science Says	**von:**	National Center for Complementary and Integrative Health (NCCIH), NIH
Webseite:	nccih.nih.gov		

[s62] - https://pmc.ncbi.nlm.nih.gov/articles/PMC3770754/

Autor:	Laura Carim-Todd, Suzanne H Mitchell, Barry S Oken	**Titel:**	Mind-body practices: an alternative, drug-free treatment for smoking cessation? A systematic review of the literature
von:	Oregon Health & Science University (OHSU)	**DOI:**	10.1016/j.drugalcdep.2013.04.014
Datum:	2013 May 8	**Webseite:**	PubMed Central (PMC)
Publisher:	Drug and alcohol dependence		

[s63] - https://pmc.ncbi.nlm.nih.gov/articles/PMC9009295/

Autor:	Sarah Jackson, Jamie Brown, Emma Norris, Jonathan Livingstone-Banks, Emily Hayes, Nicola Lindson	**Titel:**	Mindfulness for smoking cessation
von:	University College London, Brunel University London, Nuffield Department of Primary Care Health Sciences, University of Oxford, Centre for Behaviour Change	**DOI:**	10.1002/14651858.CD013696.pub2
Datum:	2022 Apr 14	**Webseite:**	PubMed Central (PMC)
Publisher:	The Cochrane Database of Systematic Reviews		

[s64] - https://pmc.ncbi.nlm.nih.gov/articles/PMC8121093/

Autor:	Gemma MJ Taylor, Nicola Lindson, Amanda Farley, Andrea Leinberger-Jabari, Katherine Sawyer, Rebecca te Water Naudé, Annika Theodoulou, Naomi King, Chloe Burke, Paul Aveyard	**Titel:**	Smoking cessation for improving mental health
von:	University of Bath, University of Oxford, University of Birmingham, New York University Abu Dhabi	**DOI:**	10.1002/14651858.CD013522.pub2
Datum:	2021 Mar 9	**Webseite:**	PubMed Central (PMC)
Publisher:	The Cochrane Database of Systematic Reviews		

[s65] -
https://nida.nih.gov/publications/research-reports/tobacco-nicotine-e-cigarettes/what-are-treatments-tobacco-dependence

Titel:	What Are Treatments for Tobacco Dependence?	**von:**	National Institute on Drug Abuse (NIDA)
Webseite:	nida.nih.gov	**Publisher:**	National Institute on Drug Abuse (NIDA)

[s66] - https://pmc.ncbi.nlm.nih.gov/articles/PMC7874528/

Autor:	Christine Vinci	**Titel:**	Cognitive Behavioral and Mindfulness-Based Interventions for Smoking Cessation: a Review of the Recent Literature
von:	Moffitt Cancer Center	**DOI:**	10.1007/s11912-020-00915-w
Datum:	2020 May 16	**Webseite:**	PubMed Central (PMC)
Publisher:	Current oncology reports		

[s67] - https://www.ncbi.nlm.nih.gov/books/NBK63957/

Autor:	Tobacco Use and Dependence Guideline Panel	**Titel:**	Glossary - Treating Tobacco Use and Dependence: 2008 Update
von:	US Department of Health and Human Services	**Datum:**	2008/05
Webseite:	NCBI Bookshelf	**Publisher:**	US Department of Health and Human Services

[s68] - https://pmc.ncbi.nlm.nih.gov/articles/PMC9009295/

Autor:	Sarah Jackson, Jamie Brown, Emma Norris, Jonathan Livingstone-Banks, Emily Hayes, Nicola Lindson	**Titel:**	Mindfulness for smoking cessation
DOI:	10.1002/14651858.CD013696.pub2	**Datum:**	2022 Apr 14
Webseite:	PubMed Central (PMC)	**Publisher:**	The Cochrane Database of Systematic Reviews

[s69] - https://pmc.ncbi.nlm.nih.gov/articles/PMC6464070/

Autor:	Lindsay F Stead, Allison J Carroll, Tim Lancaster	**Titel:**	Group behaviour therapy programmes for smoking cessation
von:	University of Oxford, Nuffield Department of Primary Care Health Sciences; Northwestern University Feinberg School of Medicine, Department of Preventive Medicine	**DOI:**	10.1002/14651858.CD001007.pub3
Datum:	2017 Mar 31	**Webseite:**	PMC (PubMed Central)
Publisher:	The Cochrane Database of Systematic Reviews		

[s70] - https://pmc.ncbi.nlm.nih.gov/articles/PMC4562427/

Autor:	Nancy A Rigotti	**Titel:**	Strategies to Help a Smoker Who is Struggling to Quit
DOI:	10.1001/jama.2012.13043	**Datum:**	2012 Oct 17
Webseite:	PubMed Central (PMC)	**Publisher:**	JAMA

[s71] - https://pmc.ncbi.nlm.nih.gov/articles/PMC6400424/

Autor:	Eva AM van Eerd, Regina M van der Meer, Onno CP van Schayck, Daniel Kotz	**Titel:**	Smoking cessation for people with chronic obstructive pulmonary disease
von:	CAPHRI School for Public Health and Primary Care, Maastricht University Medical Centre, Department of Family Medicine, Maastricht, Netherlands; Public Health Service of Haaglanden, Epidemiology, The Hague, Netherlands; Maastricht University (CAPHRI), Department of Family Medicine, Maastricht, Netherlands; Heinrich-Heine-University, Institute of General Practice, Addiction Research and Clinical Epidemiology, Medical Faculty, Düsseldorf, Germany	**DOI:**	10.1002/14651858.CD010744.pub2
Datum:	2016 Aug 20	**Webseite:**	PubMed Central (PMC)
Publisher:	The Cochrane Database of Systematic Reviews		

[s72] - https://pmc.ncbi.nlm.nih.gov/articles/PMC6819982/

Autor:	Michael H Ussher, Guy E J Faulkner, Kathryn Angus, Jamie Hartmann-Boyce, Adrian H Taylor	**Titel:**	Exercise interventions for smoking cessation
DOI:	10.1002/14651858.CD002295.pub6	**Datum:**	2019 Oct 30
Webseite:	PubMed Central (PMC)	**Publisher:**	The Cochrane Database of Systematic Reviews

[s73] - https://pmc.ncbi.nlm.nih.gov/articles/PMC6464070/

Autor:	Lindsay F Stead, Allison J Carroll, Tim Lancaster	**Titel:**	Group behaviour therapy programmes for smoking cessation
DOI:	10.1002/14651858.CD001007.pub3	**Datum:**	2017 Mar 31
Webseite:	PubMed Central (PMC)	**Publisher:**	The Cochrane Database of Systematic Reviews

[s74] - https://nida.nih.gov/publications/research-reports/tobacco-nicotine-e-cigarettes/what-are-treatments-tobacco-dependence

Titel:	What Are Treatments for Tobacco Dependence?	**von:**	National Institute on Drug Abuse (NIDA)
Webseite:	National Institute on Drug Abuse (NIDA)	**Publisher:**	National Institutes of Health (NIH)

[s75] - https://pmc.ncbi.nlm.nih.gov/articles/PMC8121093/

Autor:	Gemma MJ Taylor, Nicola Lindson, Amanda Farley, Andrea Leinberger-Jabari, Katherine Sawyer, Rebecca te Water Naudé, Annika Theodoulou, Naomi King, Chloe Burke, Paul Aveyard	**Titel:**	Smoking cessation for improving mental health
von:	National Center for Biotechnology Information (NCBI)	**DOI:**	10.1002/14651858.CD013522.pub2
Datum:	2021 Mar 9	**Webseite:**	PubMed Central (PMC)
Publisher:	The Cochrane Database of Systematic Reviews		

[s76] - https://pmc.ncbi.nlm.nih.gov/articles/PMC3304243/

Autor:	Beth C Bock, Joseph L Fava, Ronnesia Gaskins, Kathleen M Morrow, David M Williams, Ernestine Jennings, Bruce M Becker, Geoffrey Tremont, Bess H Marcus	**Titel:**	Yoga as a Complementary Treatment for Smoking Cessation in Women
von:	National Center for Biotechnology Information (NCBI)	**DOI:**	10.1089/jwh.2011.2963
Datum:	2012 Feb	**Webseite:**	PubMed Central (PMC)
Publisher:	Journal of Women's Health		

[s77] - https://pmc.ncbi.nlm.nih.gov/articles/PMC2897895/

Autor:	R Kathryn McHugh, Bridget A Hearon, Michael W Otto	**Titel:**	Cognitive-Behavioral Therapy for Substance Use Disorders
von:	Boston University	**DOI:**	10.1016/j.psc.2010.04.012
Datum:	2010 Sep	**Webseite:**	PubMed Central (PMC)
Publisher:	The Psychiatric clinics of North America		

[s78] - https://pmc.ncbi.nlm.nih.gov/articles/PMC3150158/

Autor:	Debra Umberson, Jennifer Karas Montez	**Titel:**	Social Relationships and Health: A Flashpoint for Health Policy
von:	National Center for Biotechnology Information (NCBI)	**DOI:**	10.1177/0022146510383501
Datum:	2010	**Webseite:**	PubMed Central (PMC)
Publisher:	Journal of health and social behavior		

[s79] - https://pmc.ncbi.nlm.nih.gov/articles/PMC4158844/

Autor:	Dennis C Daley	**Titel:**	Family and social aspects of substance use disorders and treatment
von:	Addiction Medicine Services, Western Psychiatric Institute and Clinic, Pittsburgh, PA, USA	**DOI:**	10.1016/j.jfda.2013.09.038
Datum:	2013 Dec	**Webseite:**	PMC
Publisher:	Journal of food and drug analysis		

[s80] - https://www.ncbi.nlm.nih.gov/books/NBK585650/

Autor:	Jorunn Drageset	**Titel:**	Social Support
von:	National Center for Biotechnology Information (NCBI)	**DOI:**	10.1007/978-3-030-63135-2_11
Datum:	2021/03/12	**Webseite:**	NCBI Bookshelf
Publisher:	Springer		

[s81] - https://pmc.ncbi.nlm.nih.gov/articles/PMC3518627/

Autor:	Rennie Negron, Anika Martin, Meital Almog, Amy Balbierz, Elizabeth A Howell	**Titel:**	Social support during the postpartum period: Mothers' views on needs, expectations, and mobilization of support
von:	National Center for Biotechnology Information (NCBI)	**DOI:**	10.1007/s10995-012-1037-4
Datum:	2013 May	**Webseite:**	PubMed Central (PMC)
Publisher:	Springer		

[s82] - https://pmc.ncbi.nlm.nih.gov/articles/PMC4869534/

Autor:	Ann W Nguyen, Linda M Chatters, Robert Joseph Taylor, Dawne M Mouzon	**Titel:**	Social Support from Family and Friends and Subjective Well-Being of Older African Americans
DOI:	10.1007/s10902-015-9626-8	**Datum:**	2015 Mar 15
Webseite:	PubMed Central (PMC)	**Publisher:**	Journal of happiness studies

[s83] - https://pmc.ncbi.nlm.nih.gov/articles/PMC5104348/

Autor:	Bridgette E Garrett, Shanta R Dube, Stephen Babb, Tim McAfee	**Titel:**	Addressing the Social Determinants of Health to Reduce Tobacco-Related Disparities
von:	Office on Smoking and Health, Centers for Disease Control and Prevention, Atlanta, GA; Division of Epidemiology and Biostatistics, Georgia State University, Atlanta, GA	**DOI:**	10.1093/ntr/ntu266
Datum:	2014 Dec 16	**Webseite:**	PubMed Central (PMC)

[s84] - https://pmc.ncbi.nlm.nih.gov/articles/PMC6612927/

Autor:	Lionel Pourtau, Elise Martin, Gwenn Menvielle, Fabienne El Khoury-Lesueur, Maria Melchior	**Titel:**	To smoke or not to smoke? A qualitative study among young adults
DOI:	10.1016/j.pmedr.2019.100927	**Datum:**	2019 Jun 22
Webseite:	PubMed Central (PMC)	**Publisher:**	Preventive Medicine Reports

[s85] - https://pmc.ncbi.nlm.nih.gov/articles/PMC6486126/

Autor:	Malgorzata M Bala, Lukasz Strzeszynski, Roman Topor-Madry	**Titel:**	Mass media interventions for smoking cessation in adults
DOI:	10.1002/14651858.CD004704.pub4	**Datum:**	2017 Nov 21
Webseite:	PubMed Central (PMC)	**Publisher:**	The Cochrane Database of Systematic Reviews

[s86] - https://www.ncbi.nlm.nih.gov/books/NBK99236/

Autor:	National Center for Chronic Disease Prevention and Health Promotion (US) Office on Smoking and Health	**Titel:**	Social, Environmental, Cognitive, and Genetic Influences on the Use of Tobacco Among Youth
von:	Centers for Disease Control and Prevention (US)	**Datum:**	2012
Webseite:	NCBI Bookshelf	**Publisher:**	Centers for Disease Control and Prevention (US)

[s87] - https://pmc.ncbi.nlm.nih.gov/articles/PMC6459678/

Autor:	Julia N Soulakova, Chiung-Ya Tang, Selena A Leonardo, Lindsay A Taliaferro	**Titel:**	Motivational Benefits of Social Support and Behavioural Interventions for Smoking Cessation
von:	University of Central Florida	**DOI:**	10.1017/jsc.2017.26
Datum:	2018 Jan 21	**Webseite:**	PubMed Central (PMC)
Publisher:	Cambridge University Press		

[s88] - https://pmc.ncbi.nlm.nih.gov/articles/PMC6720923/

Autor:	Floor A van den Brand, Puck Nagtzaam, Gera E Nagelhout, Bjorn Winkens, Constant P van Schayck	**Titel:**	The Association of Peer Smoking Behavior and Social Support with Quit Success in Employees Who Participated in a Smoking Cessation Intervention at the Workplace
von:	Maastricht University, IVO Research Institute, National Center for Biotechnology Information (NCBI), National Library of Medicine (NLM), National Institutes of Health (NIH), HHS, USA.gov	**DOI:**	10.3390/ijerph16162831
Datum:	2019 Aug 8	**Webseite:**	PubMed Central (PMC)
Publisher:	MDPI		

[s89] - https://pmc.ncbi.nlm.nih.gov/articles/PMC5052086/

Autor:	Anne Saw, Debora Paterniti, Lei-Chun Fung, Janice Y Tsoh, Moon S Chen, Jr, Elisa Tong	**Titel:**	Social Environmental Influences on Smoking and Cessation: Qualitative Perspectives among Chinese-Speaking Smokers and Nonsmokers in California
DOI:	10.1007/s10903-016-0358-6	**Datum:**	2017 Dec
Webseite:	PubMed Central (PMC)	**Publisher:**	Journal of immigrant and minority health

[s90] - https://pmc.ncbi.nlm.nih.gov/articles/PMC4511598/

Autor:	Susan E Short, Stefanie Mollborn	**Titel:**	Social Determinants and Health Behaviors: Conceptual Frames and Empirical Advances
DOI:	10.1016/j.copsyc.2015.05.002	**Datum:**	2015 Oct
Webseite:	PubMed Central (PMC)		

[s91] - https://pmc.ncbi.nlm.nih.gov/articles/PMC3490871/

Autor:	Wilma S Leslie, Preethi R Koshy, Mhairi Mackenzie, Heather M Murray, Susan Boyle, Michael EJ Lean, Andrew Walker, Catherine R Hankey	**Titel:**	Changes in body weight and food choice in those attempting smoking cessation: a cluster randomised controlled trial
DOI:	10.1186/1471-2458-12-389	**Datum:**	2012 May 29
Webseite:	PubMed Central (PMC)	**Publisher:**	BMC Public Health

[s92] - https://pubmed.ncbi.nlm.nih.gov/9863851/

Autor:	Ornish D;Scherwitz LW;Billings JH; Brown SE;Gould KL;Merritt TA; Sparler S;Armstrong WT;Ports TA; Kirkeeide RL;Hogeboom C;Brand RJ.	**Titel:**	Intensive lifestyle changes for reversal of coronary heart disease
DOI:	10.1001/jama.280.23.2001	**Datum:**	12/16/1998
Webseite:	PubMed	**Publisher:**	JAMA

[s93] - https://pmc.ncbi.nlm.nih.gov/articles/PMC6125029/

Autor:	Jenna Brinks, Amy Fowler, Barry A Franklin, Jassu Dulai	**Titel:**	Lifestyle Modification in Secondary Prevention: Beyond Pharmacotherapy
von:	William Beaumont Hospital; Oakland University William Beaumont School of Medicine	**DOI:**	10.1177/1559827616651402
Datum:	2016 Jul 8	**Webseite:**	PubMed Central (PMC)
Publisher:	American Journal of Lifestyle Medicine		

[s94] - https://www.ncbi.nlm.nih.gov/books/NBK585052/

Autor:	Richa Patel, Reddog E. Sina, Daniel Keyes	**Titel:**	Lifestyle Modification for Diabetes and Heart Disease Prevention
von:	StatPearls Publishing	**Datum:**	2024/02/12
Webseite:	NCBI Bookshelf	**Publisher:**	StatPearls Publishing

[s95] - https://pmc.ncbi.nlm.nih.gov/articles/PMC9736780/

Autor:	Christoph Schäfer, Gernot Keyßer	**Titel:**	Lifestyle Factors and Their Influence on Rheumatoid Arthritis: A Narrative Review
DOI:	10.3390/jcm11237179	**Datum:**	2022 Dec 2
Webseite:	PubMed Central (PMC)	**Publisher:**	Journal of Clinical Medicine

[s96] - https://pmc.ncbi.nlm.nih.gov/articles/PMC2946180/

Autor:	Neal L Benowitz	**Titel:**	Pharmacology of Nicotine: Addiction, Smoking-Induced Disease, and Therapeutics
von:	University of California, San Francisco	**DOI:**	10.1146/annurev.pharmtox.48.113006.094742
Datum:	2009	**Webseite:**	PubMed Central (PMC)
Publisher:	Annual review of pharmacology and toxicology		

[s97] - https://pmc.ncbi.nlm.nih.gov/articles/PMC7849885/

Autor:	Lieke Agathe Dieleman, Petra G van Peet, Hedwig M M Vos	**Titel:**	Gender differences within the barriers to smoking cessation and the preferences for interventions in primary care a qualitative study using focus groups in The Hague, The Netherlands
von:	Department of Public Health and Primary Care, LUMC, Leiden, The Netherlands	**DOI:**	10.1136/bmjopen-2020-042623
Datum:	2021 Jan 29	**Webseite:**	PubMed Central (PMC)
Publisher:	BMJ Open		

[s98] - https://pmc.ncbi.nlm.nih.gov/articles/PMC6468133/

Autor:	Alicia M Allen, Andrea H Weinberger, Reagan R Wetherill, Carol L Howe, Sherry A McKee	**Titel:**	Oral Contraceptives and Cigarette Smoking: A Review of the Literature and Future Directions
von:	National Center for Biotechnology Information (NCBI)	**DOI:**	10.1093/ntr/ntx258
Datum:	2017 Nov 18	**Webseite:**	PMC (PubMed Central)
Publisher:	Oxford University Press		

[s99] - https://pmc.ncbi.nlm.nih.gov/articles/PMC10704195/

Autor:	Samantha G Farris, Jacqueline E Smith, Dana R Steinberg, Brianna R Altman, Geralyn M Lambert-Messerlian, Shira I Dunsiger, David M Williams, Michael E Saladin, Ana M Abrantes	**Titel:**	Methodological approach for an integrated female-specific study of anxiety and smoking comorbidity
DOI:	10.3389/fpsyt.2023.1267753	**Datum:**	2023 Nov 24
Webseite:	PubMed Central (PMC)	**Publisher:**	Frontiers in Psychiatry

[s100] - https://pmc.ncbi.nlm.nih.gov/articles/PMC7914272/

Autor:	Mariel S Bello, Madalyn M Liautaud, Julianne T De La Cerda, Raina D Pang, Lara A Ray, Jasjit A Ahluwalia, Adam M Leventhal	**Titel:**	Association of Frequency of Perceived Exposure to Discrimination with Tobacco Withdrawal Symptoms and Smoking Lapse Behavior in African Americans
DOI:	10.1111/add.15238	**Datum:**	2020 Oct 1
Webseite:	PubMed Central (PMC)		

[s101] - https://pmc.ncbi.nlm.nih.gov/articles/PMC5453845/

Autor:	Erika Litvin Bloom, Rena R Wing, Christopher W Kahler, J Kevin Thompson, Sari Meltzer, Jacki Hecht, Haruka Minami, Lawrence H Price, Richard A Brown	**Titel:**	Distress Tolerance Treatment for Weight Concern in Smoking Cessation Among Women: The WE QUIT Pilot Study
DOI:	10.1177/0145445516683500	**Datum:**	2016 Dec 27
Webseite:	PubMed Central (PMC)	**Publisher:**	Behavior modification

[s102] - https://pmc.ncbi.nlm.nih.gov/articles/PMC9139838/

Autor:	Chin-Wei Kuo, Chung-Fu Lin, Chuan-Yu Chen, Ru-Hsueh Wang, Chieh-Ying Chou, Hsiang-Ju Cheng, Jin-Shang Wu, Chang-Wen Chen, Chi-Chang Shieh, Tsung Yu	**Titel:**	Body-Weight Gain in Women During Smoking Cessation Is a Sex-Specific Predictor of 6-Month Abstinence: A Retrospective Cohort Study
von:	National Cheng Kung University	**DOI:**	10.3389/fpubh.2022.872220
Datum:	2022 May 13	**Webseite:**	PubMed Central (PMC)
Publisher:	Frontiers in Public Health		

[s103] - https://pmc.ncbi.nlm.nih.gov/articles/PMC3304243/

Autor:	Beth C Bock, Joseph L Fava, Ronnesia Gaskins, Kathleen M Morrow, David M Williams, Ernestine Jennings, Bruce M Becker, Geoffrey Tremont, Bess H Marcus	**Titel:**	Yoga as a Complementary Treatment for Smoking Cessation in Women
von:	National Center for Biotechnology Information (NCBI)	**DOI:**	10.1089/jwh.2011.2963
Datum:	2012 Feb	**Webseite:**	PubMed Central (PMC)
Publisher:	Journal of Women's Health		

[s104] - https://pmc.ncbi.nlm.nih.gov/articles/PMC4008866/
Autor: Bonnie Spring, Neal Doran, Sherry Pagoto, Kristin Schneider, Regina Pingitore, Don Hedeker
Titel: Randomized Controlled Trial for Behavioral Smoking and Weight Control Treatment: Effect of Concurrent versus Sequential Intervention
DOI: 10.1037/0022-006X.72.5.785
Datum: 2004 Oct
Webseite: PubMed Central (PMC)

[s105] - https://pmc.ncbi.nlm.nih.gov/articles/PMC2860740/
Autor: Marney A White, Carlos M Grilo, Stephanie S O'Malley, Marc N Potenza
Titel: Clinical Case Discussion: Binge Eating Disorder, Obesity and Tobacco Smoking
von: Yale University School of Medicine, Child Study Center
DOI: 10.1097/ADM.0b013e3181ce38c8
Datum: 2010 Mar
Webseite: PubMed Central (PMC)
Publisher: Journal of addiction medicine

[s106] - https://pmc.ncbi.nlm.nih.gov/articles/PMC10858725/
Autor: Chidera N Onwuzo, John Olukorode, Walid Sange, Dolapo A Orimoloye, Chidinma Udojike, Lisa Omoragbon, Abdulraheem E Hassan, David M Falade, Raymond Omiko, Oluwatobi S Odunaike, Paul A Adams-Momoh, Ehizobhen Addeh, Somtochukwu Onwuzo, Urim Joseph-Erameh
Titel: A Review of Smoking Cessation Interventions: Efficacy, Strategies for Implementation, and Future Directions
DOI: 10.7759/cureus.52102
Datum: 2024 Jan 11
Webseite: PubMed Central (PMC)
Publisher: Cureus

[s107] - https://www.ncbi.nlm.nih.gov/books/NBK99236/
Autor: National Center for Chronic Disease Prevention and Health Promotion (US) Office on Smoking and Health
Titel: Social, Environmental, Cognitive, and Genetic Influences on the Use of Tobacco Among Youth
von: Centers for Disease Control and Prevention (US)
Datum: 2012
Webseite: NCBI Bookshelf
Publisher: Centers for Disease Control and Prevention (US)

[s108] - https://pmc.ncbi.nlm.nih.gov/articles/PMC5525143/
Autor: Kristi E Gamarel, Torsten B Neilands, Amy A Conroy, Samantha E Dilworth, Nadra Lisha, Jonelle M Taylor, Lynae A Darbes, Mallory O Johnson
Titel: A longitudinal study of persistent smoking among HIV-positive gay and bisexual men in primary relationships
DOI: 10.1016/j.addbeh.2016.11.019
Datum: 2016 Nov 18
Webseite: PubMed Central (PMC)
Publisher: Addictive behaviors

[s109] - https://pmc.ncbi.nlm.nih.gov/articles/PMC6629417/
Autor: Kooi-Yau Chean, Lee Gan Goh, Kah-Weng Liew, Chia-Chia Tan, Xin-Ling Choi, Kean-Chye Tan, Siew-Ting Ooi
Titel: Barriers to smoking cessation: a qualitative study from the perspective of primary care in Malaysia
DOI: 10.1136/bmjopen-2018-025491
Datum: 2019 Jul 9
Webseite: PubMed Central (PMC)
Publisher: BMJ Open

[s110] - https://pmc.ncbi.nlm.nih.gov/articles/PMC2826972/

Autor:	David Kalman, Sun Kim, Gregory DiGirolamo, David Smelson, Douglas Ziedonis	**Titel:**	Addressing tobacco use disorder in smokers in early remission from alcohol dependence: the case for integrating smoking cessation services in substance use disorder treatment programs
von:	University Of Massachusetts School of Medicine, College of the Holy Cross, Edith Nourse Memorial Veterans Administration Medical Center	**DOI:**	10.1016/j.cpr.2009.08.009
Datum:	2010 Feb	**Webseite:**	PMC (PubMed Central)

[s111] - https://pmc.ncbi.nlm.nih.gov/articles/PMC6686688/

Autor:	Amanda C Blok, Rajani S Sadasivam, Daniel J Amante, Ariana Kamberi, Julie Flahive, Jeanne Morley, Joseph Conigliaro, Thomas K Houston	**Titel:**	Gamification to Motivate the Unmotivated Smoker: The "Take a Break" Digital Health Intervention
von:	PubMed Central (PMC)	**DOI:**	10.1089/g4h.2018.0076
Datum:	2019 Aug 2	**Webseite:**	PMC
Publisher:	Games For Health Journal		

[s112] - https://pmc.ncbi.nlm.nih.gov/articles/PMC8122290/

Autor:	Nikita B Rajani, Nikolaos Mastellos, Filippos T Filippidis	**Titel:**	Self-Efficacy and Motivation to Quit of Smokers Seeking to Quit: Quantitative Assessment of Smoking Cessation Mobile Apps
von:	Department of Primary Care and Public Health, Imperial College London, London, United Kingdom	**DOI:**	10.2196/25030
Datum:	2021 Apr 30	**Webseite:**	PubMed Central (PMC)
Publisher:	JMIR mHealth and uHealth		

[s113] - https://pmc.ncbi.nlm.nih.gov/articles/PMC7309212/

Autor:	Federico Giulietti, Andrea Filipponi, Giulia Rosettani, Piero Giordano, Corrado Iacoacci, Francesco Spannella, Riccardo Sarzani	**Titel:**	Pharmacological Approach to Smoking Cessation: An Updated Review for Daily Clinical Practice
DOI:	10.1007/s40292-020-00396-9	**Datum:**	2020 Jun 23
Webseite:	PubMed Central (PMC)		

[s114] - https://pmc.ncbi.nlm.nih.gov/articles/PMC4553654/

Autor:	Steven M Melemis	**Titel:**	Relapse Prevention and the Five Rules of Recovery
von:	Modern Therapies, Toronto, Ontario, Canada	**Datum:**	2015 Sep 3
Webseite:	PubMed Central (PMC)	**Publisher:**	The Yale Journal of Biology and Medicine

[s115] - https://pmc.ncbi.nlm.nih.gov/articles/PMC3829471/

Autor:	Chad J Gwaltney, Jane Metrik, Christopher W Kahler, Saul Shiffman	**Titel:**	Self-Efficacy and Smoking Cessation: A Meta-Analysis
DOI:	10.1037/a0013529	**Datum:**	2009 Mar
Webseite:	PubMed Central (PMC)		

[s116] - https://pmc.ncbi.nlm.nih.gov/articles/PMC6819982/

Autor:	Michael H Ussher, Guy E J Faulkner, Kathryn Angus, Jamie Hartmann-Boyce, Adrian H Taylor	**Titel:**	Exercise interventions for smoking cessation
DOI:	10.1002/14651858.CD002295.pub6	**Datum:**	2019 Oct 30
Webseite:	PubMed Central (PMC)	**Publisher:**	The Cochrane Database of Systematic Reviews

[s117] - https://pmc.ncbi.nlm.nih.gov/articles/PMC4535933/

Autor:	N Herd, R Borland	**Titel:**	The natural history of quitting smoking: findings from the International Tobacco Control (ITC) Four Country Survey
DOI:	10.1111/j.1360-0443.2009.02731.x	**Datum:**	2009 Dec
Webseite:	PubMed Central (PMC)		

[s118] - https://pmc.ncbi.nlm.nih.gov/articles/PMC6372978/

Autor:	Jonathan Livingstone-Banks, Emma Norris, Jamie Hartmann-Boyce, Robert West, Martin Jarvis, Peter Hajek	**Titel:**	Relapse prevention interventions for smoking cessation
von:	University of Oxford, Nuffield Department of Primary Care Health Sciences, Oxford, UK; University College London, Centre for Behaviour Change, London, UK; University College London, Department of Behavioural Science and Health, London, UK; University College London, Health Behavior Research Centre of Cancer Research UK, Department of Epidemiology and Public Health, London, UK; Barts & The London School of Medicine and Dentistry, Queen Mary University of London, Wolfson Institute of Preventive Medicine, London, UK	**DOI:**	10.1002/14651858.CD003999.pub5
Datum:	2019 Feb 13	**Webseite:**	PubMed Central (PMC)
Publisher:	The Cochrane Database of Systematic Reviews		

[s119] - https://pmc.ncbi.nlm.nih.gov/articles/PMC4014029/

Autor:	James Bell (Kings Health Partners, London, SE5 8RS, UK)	**Titel:**	Pharmacological maintenance treatments of opiate addiction
DOI:	10.1111/bcp.12051	**Datum:**	2014 Jan 22
Webseite:	PubMed Central (PMC)	**Publisher:**	British Journal of Clinical Pharmacology

[s120] - https://pmc.ncbi.nlm.nih.gov/articles/PMC7647439/

Autor:	Zev Schuman-Olivier, Marcelo Trombka, David A Lovas, Judson A Brewer, David R Vago, Richa Gawande, Julie P Dunne, Sara W Lazar, Eric B Loucks, Carl Fulwiler	**Titel:**	Mindfulness and Behavior Change
DOI:	10.1097/HRP.0000000000000277	**Datum:**	2020 Nov 6
Webseite:	PMC (PubMed Central)	**Publisher:**	Harvard Review of Psychiatry

[s121] - https://pmc.ncbi.nlm.nih.gov/articles/PMC7647439/

Autor:	Zev Schuman-Olivier, Marcelo Trombka, David A Lovas, Judson A Brewer, David R Vago, Richa Gawande, Julie P Dunne, Sara W Lazar, Eric B Loucks, Carl Fulwiler	**Titel:**	Mindfulness and Behavior Change
DOI:	10.1097/HRP.0000000000000277	**Datum:**	2020 Nov 6
Webseite:	PMC (PubMed Central)		

[s122] - https://pmc.ncbi.nlm.nih.gov/articles/PMC3646290/

Autor:	Surbhi Khanna, Jeffrey M Greeson	**Titel:**	A Narrative Review of Yoga and Mindfulness as Complementary Therapies for Addiction
DOI:	10.1016/j.ctim.2013.01.008	**Datum:**	2013 Feb 23
Webseite:	PubMed Central (PMC)	**Publisher:**	Complementary therapies in medicine

[s123] - https://pmc.ncbi.nlm.nih.gov/articles/PMC11483257/

Autor:	Luz Adriana Bustamante Perez, Lucia Romo, Oulmann Zerhouni	**Titel:**	Feasibility and Engagement of a Mobile App Preparation Program (Kwit) for Smoking Cessation in an Ecological Context: Quantitative Study
von:	University of Paris Nanterre; Inserm- Le Centre de Recherche en Epidé miologie et Santé des Populations; Université de Rouen	**DOI:**	10.2196/51025
Datum:	2024 Oct 2	**Webseite:**	PubMed Central (PMC)
Publisher:	JMIR mHealth and uHealth		

[s124] - https://pmc.ncbi.nlm.nih.gov/articles/PMC6635501/

Autor:	Caitlin Notley, Sarah Gentry, Jonathan Livingstone-Banks, Linda Bauld, Rafael Perera, Jamie Hartmann-Boyce	**Titel:**	Incentives for smoking cessation
von:	National Center for Biotechnology Information (NCBI)	**DOI:**	10.1002/14651858.CD004307.pub6
Datum:	2019 Jul 17	**Webseite:**	PubMed Central (PMC)
Publisher:	The Cochrane Database of Systematic Reviews		

[s125] - https://pmc.ncbi.nlm.nih.gov/articles/PMC7647439/

Autor:	Zev Schuman-Olivier, Marcelo Trombka, David A Lovas, Judson A Brewer, David R Vago, Richa Gawande, Julie P Dunne, Sara W Lazar, Eric B Loucks, Carl Fulwiler	**Titel:**	Mindfulness and Behavior Change
DOI:	10.1097/HRP.0000000000000277	**Datum:**	2020 Nov 6
Webseite:	PMC		

[s126] - https://pmc.ncbi.nlm.nih.gov/articles/PMC10291338/

Autor:	Rayyan Zafar, Maxim Siegel, Rebecca Harding, Tommaso Barba, Claudio Agnorelli, Shayam Suseelan, Leor Roseman, Matthew Wall, David John Nutt, David Erritzoe	**Titel:**	Psychedelic therapy in the treatment of addiction: the past, present and future
von:	Centre for Psychedelic Research, Department of Brain Sciences, Faculty of Medicine, Imperial College London; Neuropsychopharmacology Unit, Department of Brain Sciences, Faculty of Medicine, Imperial College London; Clinical Psychopharmacology Unit, University College London; Invicro, London	**DOI:**	10.3389/fpsyt.2023.1183740
Datum:	2023 Jun 12	**Webseite:**	PubMed Central (PMC)
Publisher:	Frontiers in Psychiatry		

[s127] - https://pmc.ncbi.nlm.nih.gov/articles/PMC6941891/

Autor:	Mieke Beth Thomeer, Elaine Hernandez, Debra Umberson, Patricia A Thomas	**Titel:**	Influence of Social Connections on Smoking Behavior across the Life Course
DOI:	10.1016/j.alcr.2019.100294	**Datum:**	2019 Jul 2
Webseite:	PubMed Central (PMC)		

[s128] - https://pmc.ncbi.nlm.nih.gov/articles/PMC6134402/

Autor:	Albert J Burgess-Hull, Linda J Roberts, Megan E Piper, Timothy B Baker	**Titel:**	The Social Networks of Smokers Attempting to Quit: An Empirically Derived and Validated Classification
von:	University of Wisconsin-Madison	**DOI:**	10.1037/adb0000336
Datum:	2017 Dec 18	**Webseite:**	PubMed Central (PMC)

[s129] - https://pmc.ncbi.nlm.nih.gov/articles/PMC7043392/

Autor:	Aimee Grant, Melanie Morgan, Dunla Gallagher, Dawn Mannay	**Titel:**	Smoking during pregnancy, stigma and secrets: Visual methods exploration in the UK
von:	Qualitative Research Group, Centre for Trials Research, Cardiff University; Centre for Public Health, Institute of Clinical Sciences, Queen's University Belfast; School of Social Sciences, Cardiff University	**DOI:**	10.1016/j.wombi.2018.11.012
Datum:	2020 Feb	**Webseite:**	PubMed Central (PMC)

[s130] - https://pmc.ncbi.nlm.nih.gov/articles/PMC10552951/

Autor:	Brian P Jenssen, Robert Schnoll, Rinad S Beidas, Justin Bekelman, Anna-Marika Bauer, Sarah Evers-Casey, Tierney Fisher, Callie Scott, Jody Nicoloso, Peter Gabriel, David A Asch, Alison M Buttenheim, Jessica Chen, Julissa Melo, Dwayne Grant, Michael Horst, Randall Oyer, Lawrence N Shulman, Alicia BW Clifton, Adina Lieberman, Tasnim Salam, Katharine A Rendle, Krisda H Chaiyachati, Rachel C Shelton, Oluwadamilola Fayanju, E Paul Wileyto, Sue Ware, Daniel Blumenthal, Daniel Ragusano, Frank T Leone	**Titel:**	Cluster Randomized Pragmatic Clinical Trial Testing Behavioral Economic Implementation Strategies to Improve Tobacco Treatment for Patients With Cancer Who Smoke
DOI:	10.1200/JCO.23.00355	**Datum:**	2023 Jul 19
Webseite:	PubMed Central (PMC)	**Publisher:**	Journal of Clinical Oncology

Bild-Quellen

Die nicht aufgelisteten Bilder stammen entweder aus eigener Erstellung oder wurden mit entsprechender Lizenz erworben. Für diese Bilder sind alle Rechte vorbehalten.

Für alle anderen, hier aufgelisteten Bilder gilt:
Keines der Bilder wurde verändert, lediglich die Auflösung wurde angepasst. In der eBook-Version wurden die Bilder zu nummerierten Collagen zusammengestellt. Alle Bilder unterliegen weiterhin ihrer ursprünglichen Lizenz und werden gemäß ihrer jeweiligen Lizenzbestimmungen verwendet. Sollten Sie Fehler bei der Zuordnung oder andere Unstimmigkeiten entdecken, kontaktieren Sie uns bitte.

Datum der finalen Bildprüfung: 2025-02-05.

Verwendete Lizenz

CC0 http://creativecommons.org/publicdomain/zero/1.0/deed.en

Bildnachweise

[i1] - 001_001_001_image_dopamin.jpeg
https://upload.wikimedia.org/wikipedia/commons/d/d1/Dopamine-3D-struct.png

Date:	22 September 2009	**von:**	File Upload Bot (Magnus Manske)
Künstler:	Chemgirl131	**License:**	Public domain

[i2] - 001_001_003_image_acetylcholinrezeptor.jpeg
https://upload.wikimedia.org/wikipedia/commons/3/38/Muscarinic_acetylcholine_receptor_M2-3UON.png

Date:	2012-02-16	**von:**	Takuma-sa
License:	CC0		

[i3] - 001_002_002_image_achtsamkeit.jpeg
https://upload.wikimedia.org/wikipedia/commons/c/c1/School_children_meditating.jpg

Date:	2014-10-13	**von:**	Farang Rak Tham
Künstler:	Kochphon (Honey) Onshawee	**License:**	CC0

[i4] - 001_002_003_image_entspannung.jpeg
https://upload.wikimedia.org/wikipedia/commons/6/61/Relaxation_In_Nature_%28Unsplash%29.jpg

Date:	2017-05-01	**von:**	Fæ
Künstler:	brookecagle	**License:**	CC0

[i5] - 001_002_003_image_gehirn.jpeg
https://upload.wikimedia.org/wikipedia/commons/5/50/Computed_tomography_of_human_brain_-_large.png

Date:	Uploaded	**von:**	Shashi.
Künstler:	Mikael Häggström	**License:**	CC0

[i6] - 001_002_003_image_stress.jpeg
https://upload.wikimedia.org/wikipedia/commons/6/62/Canva_-_Woman_Feeling_Emotional_Stress.jpg

Date:	2016-07-04	**von:**	Carovinc2
Künstler:	MismibaTinasheMadando	**License:**	CC0

[i7] - 001_003_001_image_kohlenmonoxid.jpeg
https://upload.wikimedia.org/wikipedia/commons/a/a7/Carbon-monoxide-3D-vdW.png

Date:	2007-05-05	**von:**	Benjah-bmm27
License:	Public domain		

[i8] - 002_001_003_image_johanniskraut.jpeg
https://upload.wikimedia.org/wikipedia/commons/6/68/Hypericum_perforatum%2C_2023-06-20%2C_South_Side%2C_01.jpg

Date:	2023-06-20	**von:**	Cbaile19
License:	CC0		

[i9] - 002_002_003_image_hypnose.jpeg
https://upload.wikimedia.org/wikipedia/commons/c/c6/Hypnotic-spiral.jpg

Date:	2011-03-13	**von:**	Lawrencedwolf
License:	CC0		

[i10] - 002_003_001_image_ohrmuschel.jpeg
https://upload.wikimedia.org/wikipedia/commons/9/9a/Closeup_of_a_human_ear.jpg

Date:	2009	**von:**	Matanya
Künstler:	he:משתמש:אנדר-ויק	**License:**	Public domain

[i11] - 002_003_001_image_serotonin.jpeg
https://upload.wikimedia.org/wikipedia/commons/f/fa/Serotonin-3D-vdW.png

Date:	2010-01-02	**von:**	Esquilo
License:	Public domain		

[i12] - 003_001_002_image_meditation.jpeg
https://upload.wikimedia.org/wikipedia/commons/0/00/Meditation_Focus_Point.jpg

Date:	2024-12-12	**von:**	Bondigoldwiki
License:	CC0		

[i13] - 003_003_001_image_gemuese.jpeg
https://upload.wikimedia.org/wikipedia/commons/9/97/Child_working_selling_vegetables_in_downtown_Maracaibo.jpg

Date:	2013-03-16	**von:**	Wilfredor
License:	CC0		

[i14] - 003_003_001_image_obst.jpeg
https://upload.wikimedia.org/wikipedia/commons/e/e0/Citrus_fruits.jpg

Date:	2005-01-15	**von:**	MarkSweep
Künstler:	Scott Bauer, USDA	**License:**	Public domain

[i15] - 003_003_001_image_nuesse.jpeg
https://upload.wikimedia.org/wikipedia/commons/a/ae/Pecans%2C_hazelnuts%2C_walnuts%2C_almonds%2C_Brazil_nuts_on_a_table_with_logs_2.jpg

Date:	2016-12-22	**von:**	Baileynorwood
License:	CC0		

[i16] - 003_003_002_image_radfahren.jpeg
https://upload.wikimedia.org/wikipedia/commons/0/05/Military_cyclists_in_pace_line.jpg

Date:	Taken	**von:**	Pimlottc
Künstler:	Airman Nathan Doza	**License:**	Public domain

[i17] - 004_002_002_image_selbstbild.jpeg
https://upload.wikimedia.org/wikipedia/commons/f/f0/Smoking_in_Iran_04.jpg

Date:	2020-05-28	**von:**	Mostafameraji
License:	CC0		

[i18] - 004_003_001_image_entspannungstechniken.jpeg
https://upload.wikimedia.org/wikipedia/commons/8/86/750x500px_photo_10.jpg

Date:	2022-09-23	**von:**	Resimi
Künstler:	Unknown authorUnknown author	**License:**	CC0

[i19] - 004_003_002_image_suchterkrankungen.jpeg
https://upload.wikimedia.org/wikipedia/commons/5/55/Addiction_to_Medication.jpg

Date:	2014-03-02	**von:**	Tulsi
Künstler:	guvo59	**License:**	CC0

[i20] - 005_002_002_image_atemtechniken.jpeg
https://upload.wikimedia.org/wikipedia/commons/9/94/USMC_Wounded_Warrior_Regiment_Warrior_Athlete_Reconditioning_Program_Swim_Camp_130717-M-DE387-077.jpg

Date:	Taken	**von:**	Fæ
Künstler:	Capt. Ryan Powell	**License:**	Public domain

[i21] - 005_003_003_image_fitness.jpeg
https://upload.wikimedia.org/wikipedia/commons/d/db/Outdoor-Fitness_in_Berlin-Marzahn_%28Stangen_f%C3%BCr_Australian_Pull_Ups%29_an_der_Neue_Wuhle.jpg

Date:	2021-05-09	**von:**	Singlespeedfahrer
License:	CC0		

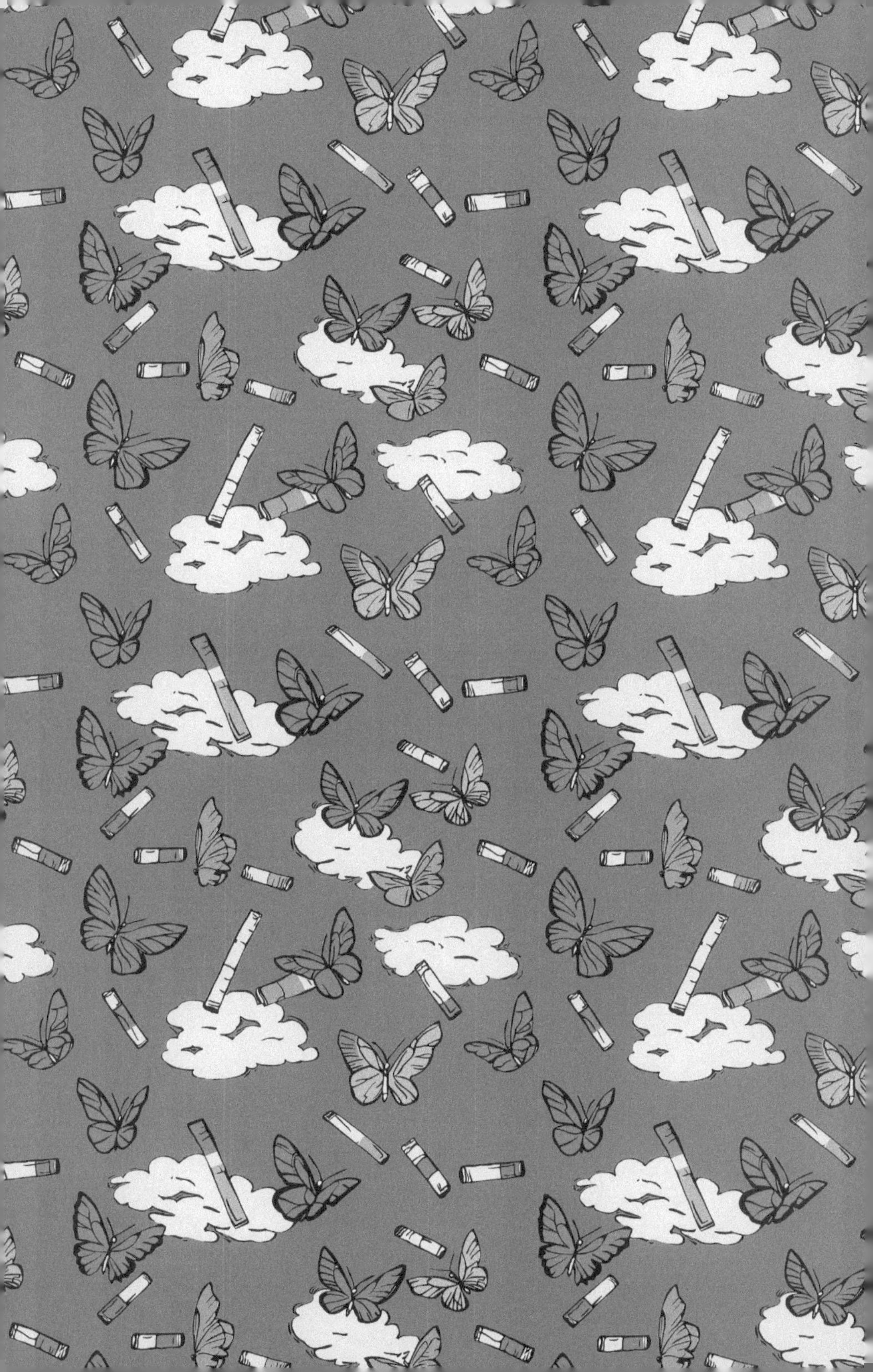

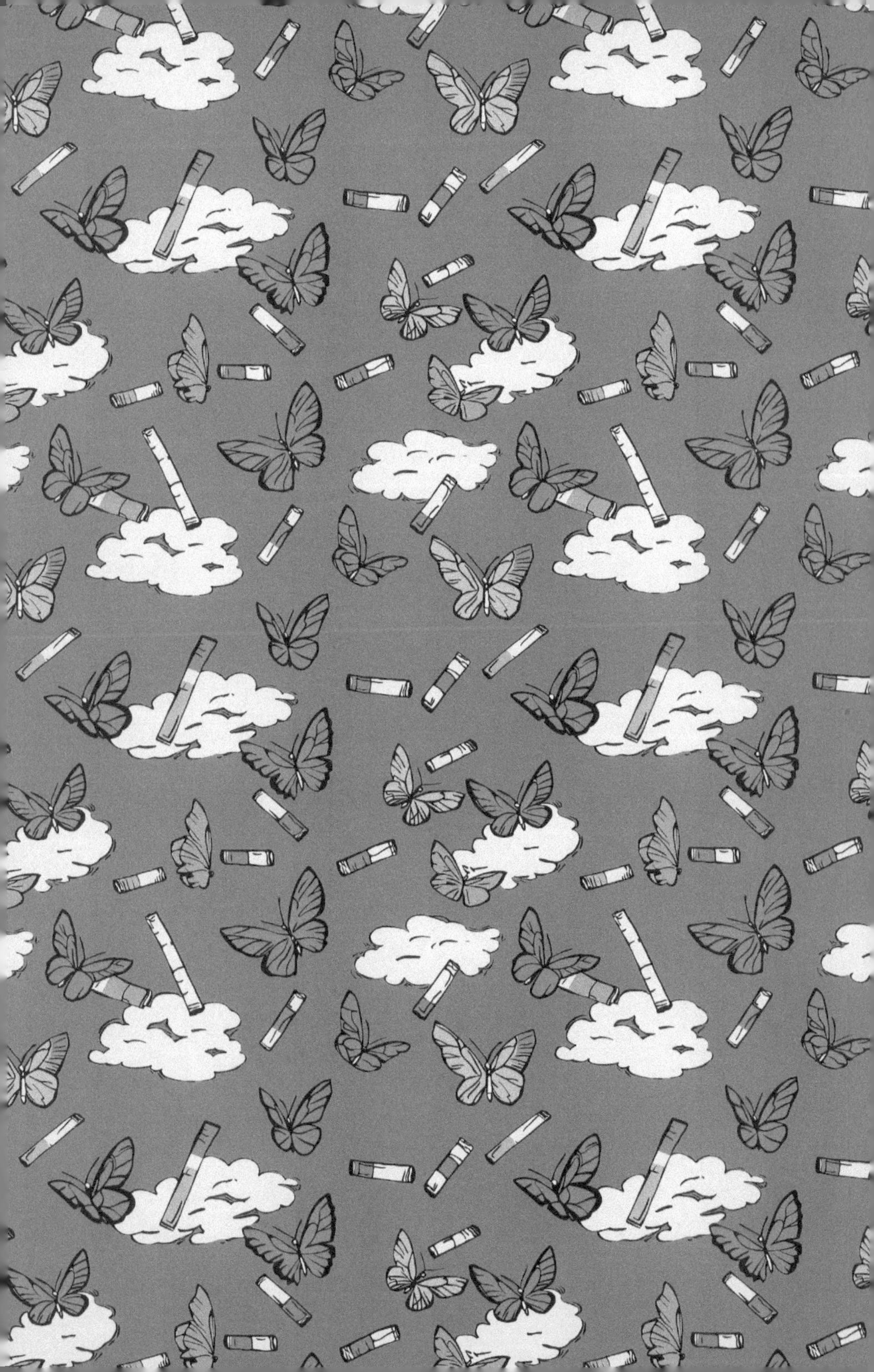

FSC
www.fsc.org
MIX
Papier | Fördert
gute Waldnutzung
FSC® C083411

Kolibri 360 GmbH
Ferdinand-Jühlke-Straße 7
99095 Erfurt, Deutschland
produktsicherheit@kolibri360.de